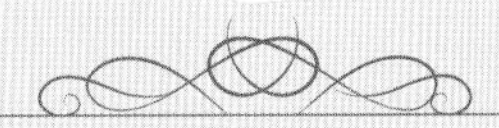

巴·哈·花·精 應用指南

獨創38種花精冥想練習，幫你釋放情緒壓力

日本花精協會會長 中澤厚子 著

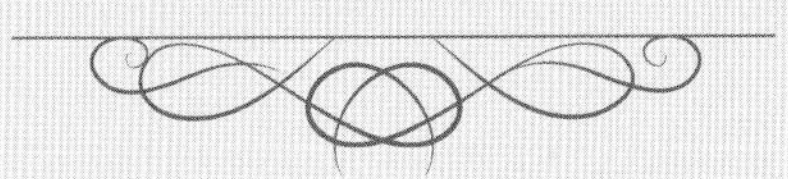

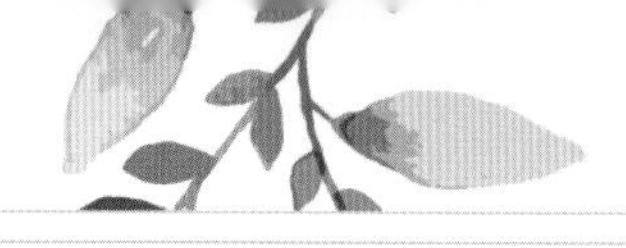

推薦序

2012 年開始一群花精同好在我的咖啡館定期舉辦花精讀書會，在團長之芃的鼓勵下，憑著一股熱情拾起已然生疏的日文，竟順利完成本書翻譯，感謝大樹林的青睞讓本書得以付梓。翻譯時感受到中澤老師的溫柔細膩，老師對於巴哈花精貼近生活的解說，讓整個翻譯過程像是歷經了一場花精洗禮，期待這本書的出版能幫助更多人用簡單的方法學習花精。

英國巴哈花精三階應用師　王毓惠

在諮詢經驗中，不少花友自認是麻瓜一枚，陷於物質框架，致無法體會花精的能量存在與流動。這本可愛的花精書以日式細膩筆觸，提供我們與花精能量交流的五感途徑。每個人皆可運用自身優勢的靈性天賦，與花精本質直接連結。在花精觸發感官意象時，除提升覺察力外、更能體會大地對我們無條件的支持——“一切萬有”無盡的愛！

厚生花精推廣人、泛蓋亞　石言爾

我大約是在十年前接觸靈擺，後來陸續使用在靈氣療法、占卜、能量清理等方向，在 2016 年跟中澤老師學習日本富士山花精時，花精與靈擺結合，將花精能量運用在氣場能量淨化與充電，才又更進一步的領會靈擺的使用。尤其在靜心冥想後，更能協助挑選花精以及領會使用後的改變。很開心本書的翻譯，讓喜愛巴哈花精的朋友們，能體驗多種挑選適合花精的方法。

塔拉塔羅療癒花園　江佩芸

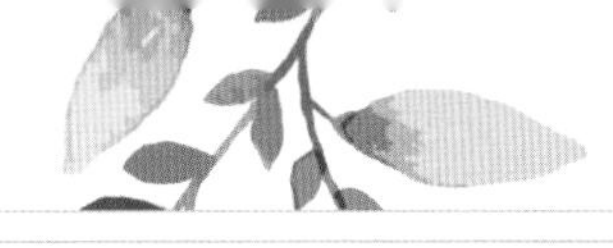

捧到引頸企盼已久，由毓惠翻譯的本書，無限欣喜。美麗的插畫、溫婉的珠璣文字，相信會讓更多人受益於花精的美好。對於花精的使用，中澤老師有細膩的著墨。除了一對一諮商外，肌力動力學、花卡、靈擺、靜坐，在我們經驗當中，也都聊備價值與意義。在毋臆毋必毋固毋我的虔敬當中，大自然自會與人相應，為躊躇的腳步帶來契機。

食在自在心空間共同創辦人 林佳嬋

我因代理富士山花精而與中澤老師相識，與譯者也是六年來花精讀書會的夥伴，深感兩位老師的細緻文風能夠利益眾生。中澤老師將近四十年的花精經驗與印度修行帶入教學，娓娓道來花精的生活化運用、與冥想併用帶來的益處。邀請你多實驗書中的冥想練習，保證更深化花精所帶來的情緒轉化與正念覺察，更期待今後有許多花精之友同步走在花精路上。

花精之友主持人、正念推廣與世界花精講師 張之芃

中澤厚子無疑是位經驗豐富的花精師。除了傳統的談話諮商法外，她在書中傳授靈擺、花卡、肌力測試等多元方法，對於不願敞開談話的個案，能提供更佳的切入點。實務應用上的各種常見疑難，也有詳盡的解釋。全書建立了 39 支花精的實用基礎架構，值得推薦。

晶荷花精負責人 蔡桑妮（sunny）

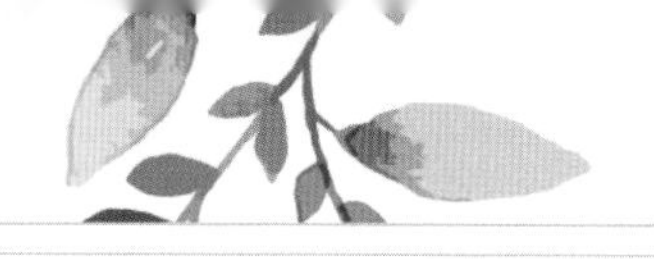

前言

以下列舉本書特色

1 介紹多種花精的挑選方法

很多人有「想要使用花精，但卻不知該如何選擇？」的困擾，本書詳細介紹多種花精的挑選方式。本書雖是以巴哈醫生發現的39 種花精為基礎來編寫，但也可以將這些技巧運用在世界上其他不同品牌的花精，歡迎依據您的需求來做應用。

但是，因每家品牌有不同的資格條件，當為他人做專業諮詢時，請完成每家品牌需要的資格再來活用。

2 為 39 種巴哈花精量身訂做的冥想練習

由於在花精以外，個人擁有多年療癒師、能量工作、身體工作者，及冥想的經驗，這裡介紹對於每種情緒類別或是突發情緒有幫助的冥想練習。

這裡介紹的冥想練習是我在使用 39 種巴哈花精時，從依據個案需求建議個案所做的練習當中，挑選出來的一些簡單的練習。

這些冥想練習，無論你是否有使用花精，都能夠提供有效的自我療癒。

3 用研究與實踐的角度來書寫「巴哈醫生所發明的 39 種花精」

現今，依據巴哈醫生理念所製造的花精，在世界各地廣泛的販售著。

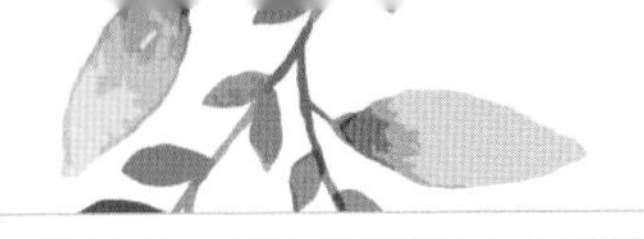

因為不同品牌，名稱、使用方法都有些微的差異，故本書中並不特別提及品牌與商品名稱，而以「巴哈醫生所發明的花精」「巴哈醫生花精」「急救花精」的用詞來取代。

＊編註因台日習慣用語不同，「巴哈醫生所發明的花精」「巴哈醫生花精」後文皆簡稱為「巴哈花精」。

與花精的相遇

筆者與花精的初相遇，是在 1980 年代的印度。

在這個與英國有著深厚歷史關係的國家，在當地外國人常去的自然療法商店或同類療法藥局裡看到了巴哈醫生的花精、花精霜及書籍的販售。

在那個日本尚不知花精存在的時代，就已經有研究花精的專家了。也有專門從治療及能量工作角度來學習花精的機構。英國、巴西、德國、以色列等專業的療癒師都從世界各地遠道前來學習。

當時在日本既沒有相關書籍、也沒有教學機構、更沒有正規的販售管道，在那個幾乎大家都不知道花精的年代，開始第一次在日本舉辦巴哈花精的相關活動，至今仍是令人懷念的回憶。

我在從事著巴哈醫生花精相關工作的同時，也開始利用日本靈山－富士山周邊的花朵，開發出日本第一個花精－富士山花精。

雖然花精是一個比較特別的領域，但現在許多國家都開始使用巴哈醫生或其他種類的花精。期待台灣現在也開始透過許多人，將花精更廣泛的推廣出去。

免 責 聲 明

- 花精是一種輔助療法，不能代替正式醫療。本書訊息僅供參考，若需治療疾病，建議您與醫師諮詢，並接受診斷，請不要只依賴本書中提供的信息。本書中的 Flower Essence 和 Flower Remedy 產品不能用於診斷、治療，或預防任何疾病。
- 花精中含有少許白蘭地，未成年或對酒精過敏的人請在酒精揮發後再飲用。

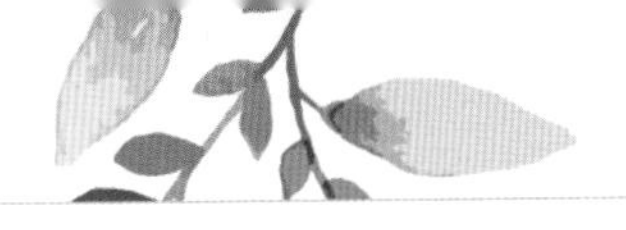

Contents

第一部

巴哈醫生的花精製作方法、選擇方法、使用方法

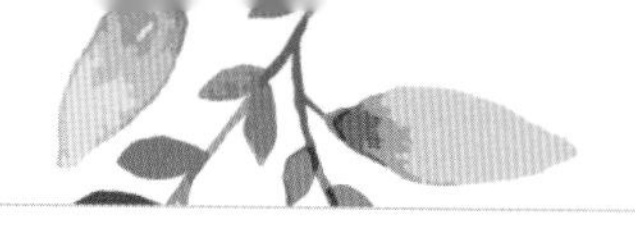

第二部

巴哈花精的功效與練習

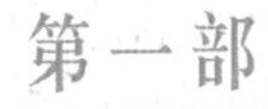

第一部

巴哈醫生的
花精製作方法、選擇方法、
使用方法

Choosing and using flower essences

花精是什麼？

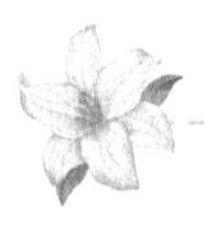

在這 10 ～ 20 年間，花精已儼然成為世界的一股風潮，日本這 7 ～ 8 年間也由於療癒業界的關係，逐漸為一般大眾所熟悉。

花精，是將在特定場所開的花或野花的能量 (頻率、氣、生命力)，轉寫入純水的液體。液體中並不含色香味等花的物理成分，花朵是含有能量的，主要是透過飲用，讓人能量體中的**氣場**及**脈輪**所吸收。

花精所具備完整的頻率與人類本來的靈魂頻率相同，可以整合歪斜的能量體頻率，將顯現在各種現象、行為模式、心理狀態下的不協調、衝突、及限制，以更高的頻率來化解掉。

就如同我們每個人都是個別獨立的個體一般，都是這個宇宙、存有的一部分。如同一滴水滴是大海的一部分，花精讓我們憶起我們每個人都是一滴一滴與大海相連的水滴，我們可以從大海取得源源不絕的養分。而大海的意志及可能性將透過水滴也就是我們個別的人格，支持我們具體的展現在這個地球上。

花精沒有副作用，可以和所有的治療及療癒方法併用。也可以用在嬰幼兒、動植物、場所上。除了飲用之外，也可以用塗抹等方式來使用。

愛德華·巴哈醫生，被稱為花精的始祖，在同類療法及細菌學都頗具盛名，同時擁有醫學士、理學士、英國外科醫師會會員、英國醫師會會員、及公眾衛生學博士身分，其中最經典的 39 種花精，是巴哈醫生在 1930 年代製作而成。針對心理層面有卓越成效。

如今除了巴哈醫生所開發的花精之外，因應時代需要，各種花精在世界各地被開發出來，從作用在靈性層面到作用在肉體層面應有盡有。例如，運用富士山靈山周圍的花朵製作，與日本人頻率最相近的富士山花精，或是採用印度花朵製作的 Buddhafield 花精等。這些花精不管是用巴哈醫生發明的方法或是用自己獨創的方法製作，現今都廣泛的運用在世界各地治療及療癒場合。

用語解說

氣場（Aura）	環繞在身體周圍的能量體，與身體健康密切相關。分為乙太體、星光體、心智體、靈性體、宇宙體、涅槃體，共有六層，每一層分別對應感覺、情緒、思想、過往經驗等（這部分有許多不同說法及名稱、分類）。例如，因為與人關係緊繃總是懷著怒氣，其結果就是造成胃痛。如果將情緒之於身體健康用氣場的角度來解釋，即是我們在某層氣場上的不協調，終有一天會傳達到身體上，並在身體上以症狀呈現。就像有些人因為經歷了巨大的驚嚇或絕望，在數年後出現身體上的症狀，或是精神失去氣力。

脈輪（Chakra）	在梵語中有輪子的意思。人類的第2個身體（乙太體。位於肉體稍微外側的灰色或紫羅蘭色的氣狀物質，能滋養肉體給予生命能量），上面有像車輪的能量中樞。跟氣場一樣，雖有各方說法，但一般是指有七個主要脈輪，並列在身體中軸的位置上，有各自代表的精神及靈性特質。 • 第一脈輪：尾椎骨、會陰。性或生存的本能、安全感、身體感覺、穩定感、力量。 • 第二脈輪：約在肚臍以下5公分的位置。人際關係、情緒表達、自我喜愛、善於交際、肉慾、性慾。 • 第三脈輪：力量中心。太陽神經叢。確立自我、意志、知性、集團意識、恐懼。 • 第四脈輪：心輪。胸部中央。愛、寬恕、療癒、信任、包容性、分享、直覺。 • 第五脈輪：喉嚨中心。溝通、創造性、表達、協調。 • 第六脈輪：第三眼。眉間。明晰、深入自我覺察、洞察力、與高我連結（高我，靈魂與人格的中間橋梁，引導人們將靈魂的目的透過個人具體表現出來）。靈感。 • 第七脈輪：頭頂。靈性、宇宙的意志、宗教性、高次元的理解。

★更詳盡的資訊，請參考脈輪專門書，或是富士山花精等書籍。

花精母酊液的製作方法

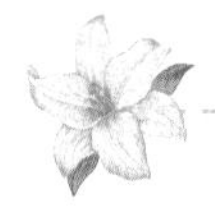

MOTHER ESSENCE 是花精的母酊液，保存母酊液的瓶子稱做母酊瓶。沒有在市場上販售。這裡介紹的是巴哈醫生發明的花精母酊瓶製作方式。

日曬法

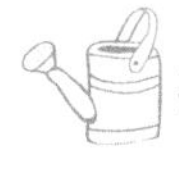

要在一片雲都沒有的晴朗天氣，上午 9 點前擷取花朵。

1. 須注意不要直接用手觸碰花朵。可以使用葉子或枝幹，或是不鏽鋼的鑷子等，將花瓣從花萼的正下方摘取。

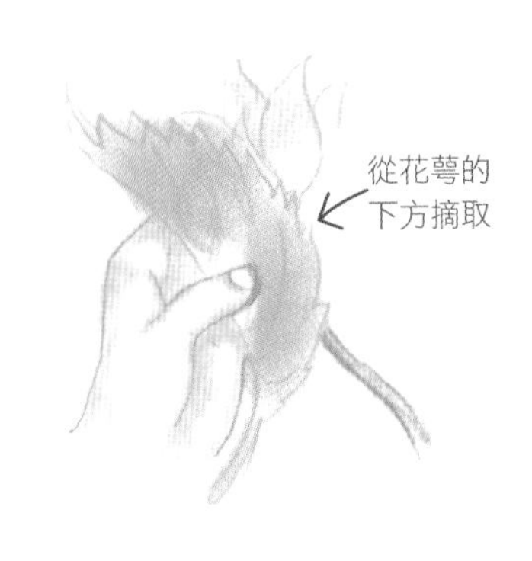

2. 將 250cc 的純水（湧泉水、礦泉水等）裝滿玻璃或陶製的水缽裡，在水缽的表面鋪滿花朵。

3. 將鋪滿花的水缽直接放置在採收花朵的附近，放置在陽光下 2 ～ 4 小時，讓花的能量轉寫過去。

水中如果出現氣泡，就是能量已轉寫的訊號之一。

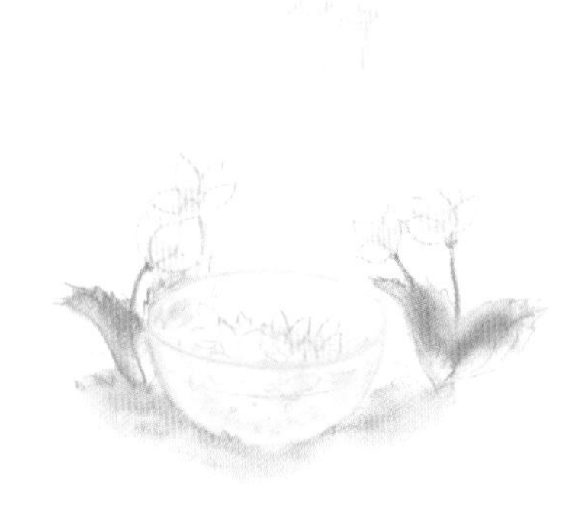

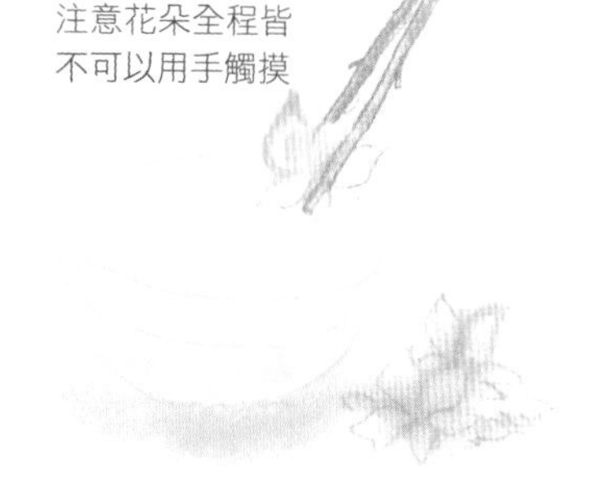

4. 以樹枝或葉子將花朵從水缽裡取出。

5. 加入與步驟 4 花水等量的白蘭地，以儲存瓶保存。此即是母酊瓶（含有母酊液的瓶子）。

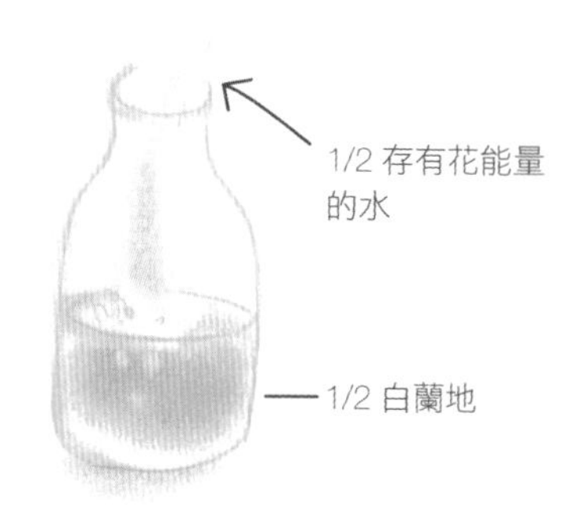

煮沸法

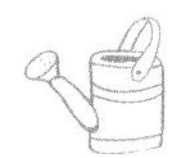

這個方法主要用在堅硬的木質花朵。與日曬法相同，要在非常晴朗的早上 9 點前擷取花朵與分枝。

1. 在琺瑯或不鏽鋼鍋中，放入每朵花與枝幹，連同煮沸時用來攪拌的長樹枝也一同放入。花朵採收到鍋子的 3/4 後就蓋上鍋蓋，為了保留花的能量，請盡早將鍋子帶回。

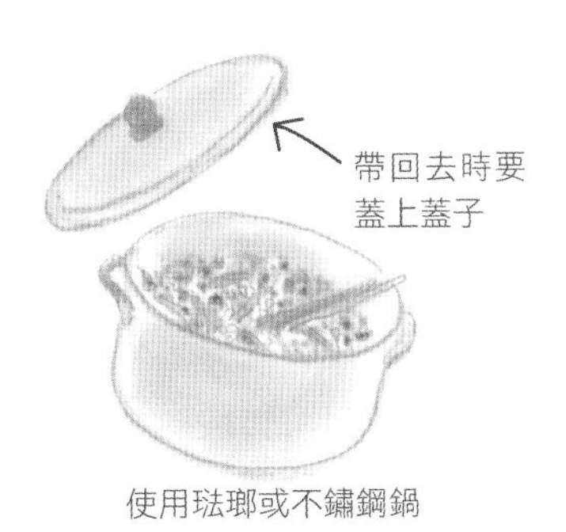

使用琺瑯或不鏽鋼鍋

2. 加入一公升純水，以長樹枝攪拌，約煮沸 30 分鐘。

★煮沸的目的不是要把花的成分萃取出來，而是透過火的力量，將花朵能量轉寫出來。

花朵的處理過程都
不能用手碰到

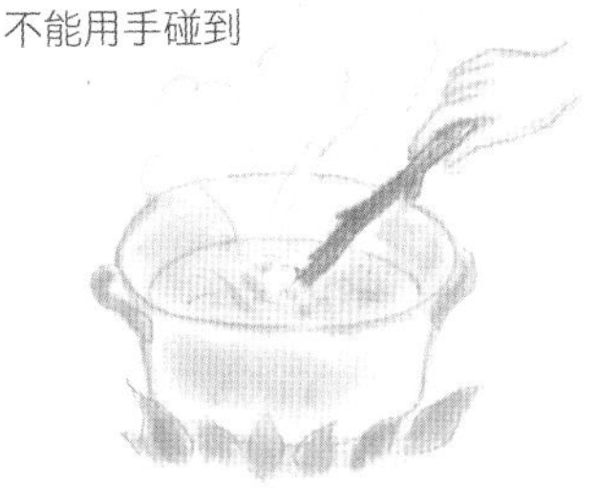

3. 煮沸完成之後，將鍋子放到屋外的土地上放涼。

★插圖為煮好剛放下後，冷卻過程中應蓋上蓋子。

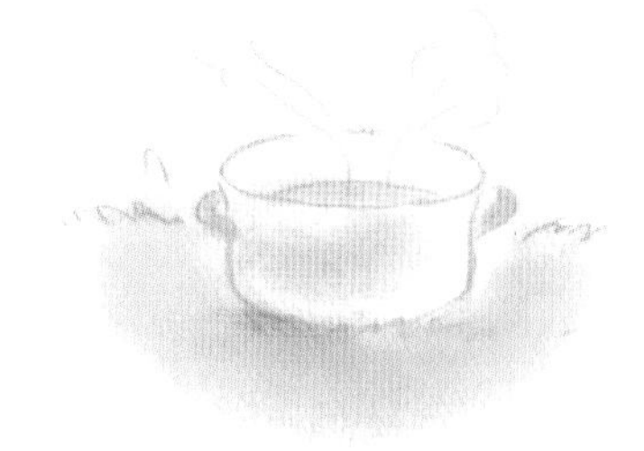

4. 將花朵取出後，用濾紙過濾步驟 3 的花水

已轉入花能量的水
（請先除去花朵）
濾紙

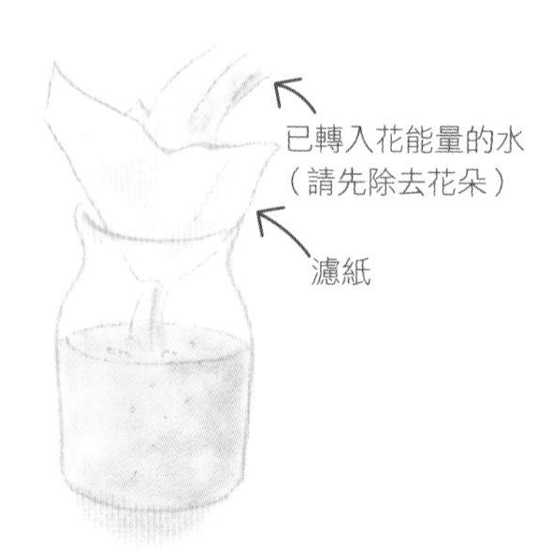

5. 加入等量的白蘭地，用儲存瓶保存起來。

1/2 白蘭地，1/2
轉入花能量的水
標籤寫上製作日
期及花的名字

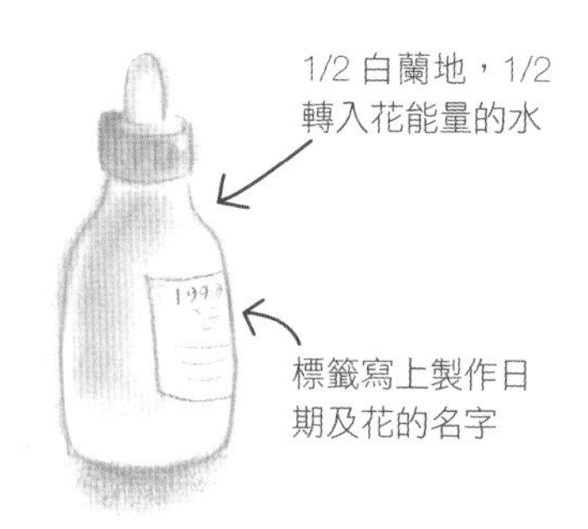

MEMO

巴哈醫生的花精是以日曬法或煮沸法製作而成，這種單純的方法可說是使用自然界的四大元素 — 地、水、火、風強大力量的煉金術。

- 不管是日曬法或是煮沸法，選擇花朵最盛開（指形狀、顏色等所有方面都是處於最高狀態的花）的時候是很重要的。盛開狀態下的花朵，對於昆蟲們也是很敏感的，所以要選擇早上 9 點以前，趁昆蟲還沒開始活動前來採收花朵。而此時也正是太陽能量最強的時候。
- 製作的全部過程，都不能直接以手觸碰到花朵。
- 水缽及儲存瓶都要事先煮沸消毒 20 分鐘以上，消除不必要的能量。
- 儲存瓶以茶色有遮光效果的瓶子來保存較好。
- 時間久了，由於白蘭地本身的質地，母酊瓶底部可能會產生沉澱物，此時可用濾紙過濾。

製作者的心態

花精製作者本身的狀態也是非常重要的。不需要找特定的品牌，像是與自然界的精靈連結，還是宣稱有進入深度冥想製作的品牌。因為我本身也使用富士山周圍花朵來製作花精，我將在花精製作過程中體會到的一些基本注意事項，用平易的方式介紹給大家。

- 必須保持內在安靜、安穩的狀態是必要的。例如，當被憤怒或悲傷等激動的情緒凌駕時、左腦過於活躍導致思緒過多、緊張時，都不是製作花精合適的狀態。
- 生病或睡眠不足時，能量及身體都沒有處在健康狀態，因此最好避開。以及前晚酗酒、剛抽完菸、或噴香水等這些強烈刺激，也會有損花精的敏感度。
- 維持能量及物理層面的清潔很重要。在製作花精之前先洗個澡漱漱口，如果可以請準備一套製作花精時用的專用服裝。Healing Herb 的製作者朱利安 ・巴納德的書中曾說，巴哈醫生總是在製作花精之前洗浴，再穿上洗淨潔白的白袍。
- 製作花精時，不要想著要加入自身的力量使能量增強。人類的小我只是花兒們的干擾而已。要記得我們只是平凡的人類（這一點，對於那些強調與精靈連結的人亦是相同的）。花精的主角是花兒們。不要損害花兒們的療癒能量，讓自己如同中空的竹子一般，成為一個乾淨的管道。
- 日曬法及煮沸法都會摘取花朵，即使使用不摘花或是其他的方法，也不要忘記以溫柔、細膩、謙虛的態度來取得花兒們的協助及許可。

花精市售瓶的製作方法

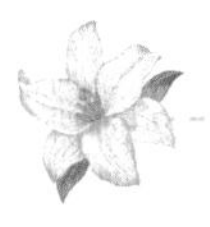

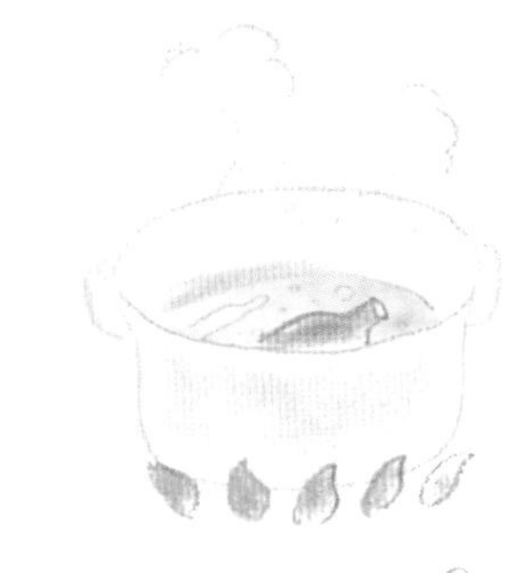

1. 將 30ml 附有滴管的遮光瓶（茶色玻璃製），煮沸消毒 20 分鐘。

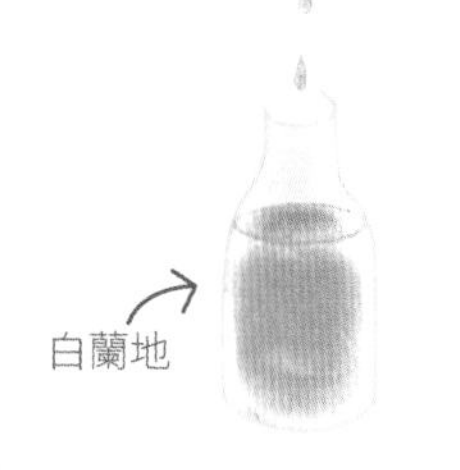

2. 將此瓶以白蘭地裝滿，從母酊瓶內取 2 滴滴進去。即是市面販售的花精市售瓶。

MEMO

- 市售瓶在保存良好的狀態之下，能量上是可以半永久使用的。保持瓶身的清潔，在物理層面上亦是（例如防止橡膠老化），避免放置於極熱或極冷的場所，不要放在日光直射處，將瓶子直立放置於乾燥清潔陰涼的地方，並且最好避開電腦等有強大電磁波的旁邊。
- 空的市售瓶仍殘有能量，不要丟棄也可用空瓶來做冥想等運用。
- 市售瓶用白蘭地做保存劑時與母酊液相同，也可能會產生茶色沉澱物。雖然無害，在意的話可以將之搖晃均勻後使用，如此沉澱物會再次溶解或變得細小。有時在使用過程中可能會混入異物，因此使用時請注意保持清潔。

花精調配瓶的製作方法

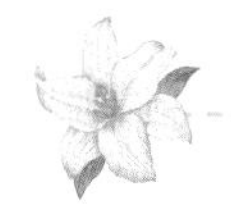

混合不同的市售瓶做出個人專用的調配瓶。雖然也可以直接從市售瓶中取出飲用，但日常使用時，以 30ml 的附滴管遮光瓶 (茶色玻璃製) 來調和，做成調配瓶來飲用會較為經濟。

1. 在瓶內加入 5ml（約為一茶匙）～ 10ml 的白蘭地作為保存劑，剩下的部分以純水填滿。白蘭地的量請依季節做調整。較熱的天氣或場所，可以將濃度提高。

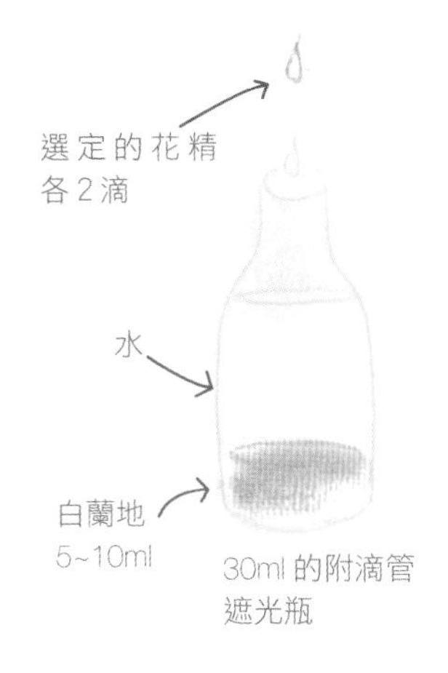

2. 從市售瓶中各取 2 滴花精滴入。要加入急救花精混合時，則使用 4 滴（是一般花精的 2 倍）。
   另外，一次調配的市售瓶花精種類，請控制在 6 種以內。種類過多時，各個花精的個性將無法充分發揮，反而造成效果分散。急救花精內雖然含有五種花的能量，卻是將之視為「一種」市售瓶。因此如果使用急救花精和其他花精來做調配瓶時，除了急救花精以外可再加入 5 種以內的花精來調和。

3. 在瓶上貼上標籤，標註調配日期及加入的花精種類。因為市售瓶與母酊瓶相比，白蘭地的濃度較低，衛生起見請在 2 週內使用完畢。

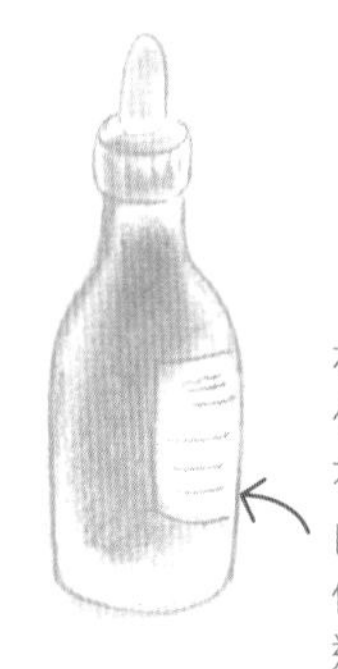

在瓶子上寫上製作日期、加入的花精種類。因為白蘭地的濃度較低，請注意在2週內使用完畢

MEMO

- 不能使用酒精的時候，可以用蘋果醋做為取代白蘭地的保存劑。也有人用甜的植物性甘油作為花精的保存劑。
- 調配瓶的調配內容更換時，請重新準備新的瓶子。為了保持清晰的花精能量，新品瓶煮沸 20 分鐘以上是最理想，若想要重複使用之前的瓶子時，為了消除之前的花精能量，也是至少要煮沸 20 分鐘以上再來使用。
- 調配瓶請保存在日光無法直射的陰涼處，也請避開電磁波強的地方。
- 夏令期間，在衛生上除了多加入白蘭地保存外，還是擔心的話，放入冰箱保存也是可以的。然而放進冰箱，雖然不會在能量上造成很大的破壞，但因為是在潮濕且密閉的電器環境裡，以能量上來看還是不太理想。如果怕電磁波的影響造成能量低落，可以用鋁箔紙將瓶子包起來。

花精的使用方法

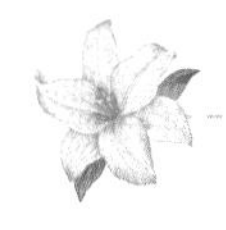

調配瓶（30ml 的遮光滴瓶）一瓶，大約可使用 2~3 週。

次數

一般狀況是一天 4 ～ 5 次，一次 4 ～ 5 滴。也可以跟隨你的直覺，在任何時候感覺有需要時，想喝幾次都可以。當需要花精的時候，自然使用花精的次數就會增加。

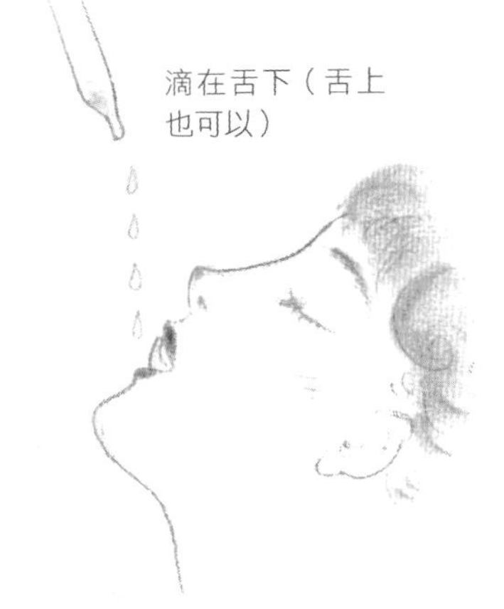

使用時機

一般建議在三餐之前空腹時使用較好。此外，在睡前或剛起床腦袋還沒開始運轉時飲用，也會比較容易感受到花的能量。

飲用方法

用滴管將花精液體滴在舌下（內側），不要立刻吞下去，含著 1 分鐘左右。如果能帶著意識來飲用的話，會比較能感受到花的能量擴散開來。

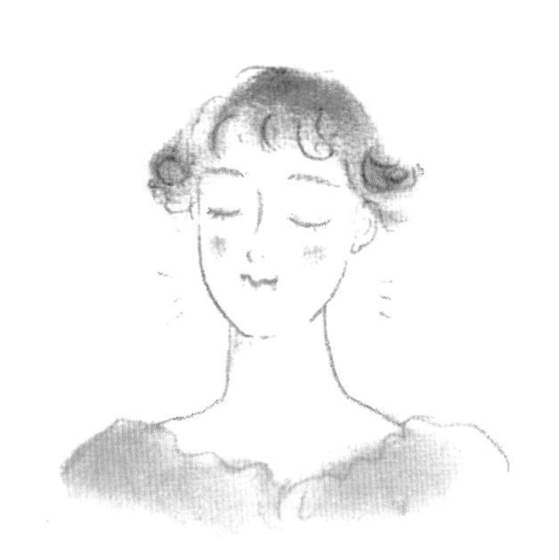

緊急時・突發狀況・有特定目的時的使用方法

遇到需要用急救花精的緊急狀況，或是一些突發狀況，需要在幾個小時～幾天間密集使用時，這時可從市售瓶各取2滴（急救花精為一倍4滴）滴入半杯～一杯的飲用水或果汁當中，慢慢的啜飲是一個簡便的方法。

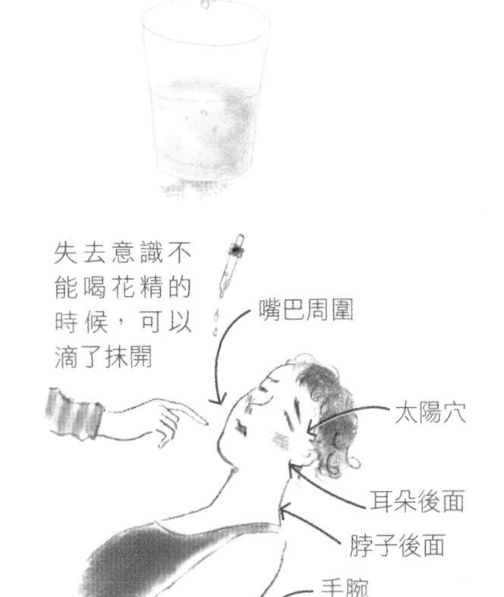

在緊急時刻或情緒激動時，直到情緒平穩下來前，可依需要在短時間內密集使用（約每隔10～15分鐘使用一次）。之後可漸漸拉開間隔時間，直到狀況穩定下來後再持續一段時間，然後才停止。

其他時候和調配瓶相同，一天4～5次，或是跟隨自己的直覺，在感覺需要的時候使用，或是將市售瓶滴在一茶匙水中含在嘴裡也可以。當然沒有水的時候，從市售瓶中直接取用也沒關係。

這種短期間內密集使用的方法，也可以運用在有特定目的時，像是在重要考試前提供支持，到人多混雜的場所時給予保護等等，可以在外出前後或中途頻繁的使用。

不能喝花精的時候，可以將花精沾在嘴巴周圍，以及手腕、太陽穴、脖子及耳朵後面，直接沾著輕輕抹過即可。

花精使用期間

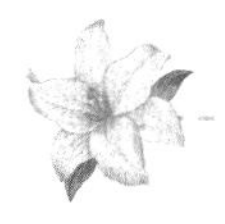

一般情況，一種調配方約持續使用2週～1個月左右。也就是說同一種類的30ml調配瓶需要持續喝1～2瓶。之後依個別狀態，如果還有需要，可加入新的花精調整後繼續使用。雖說如此，依據每個人實際狀態，所需要的時間及更換種類的時機都會有所不同。在重大轉變時期，可能會需要頻繁的更換調配內容。

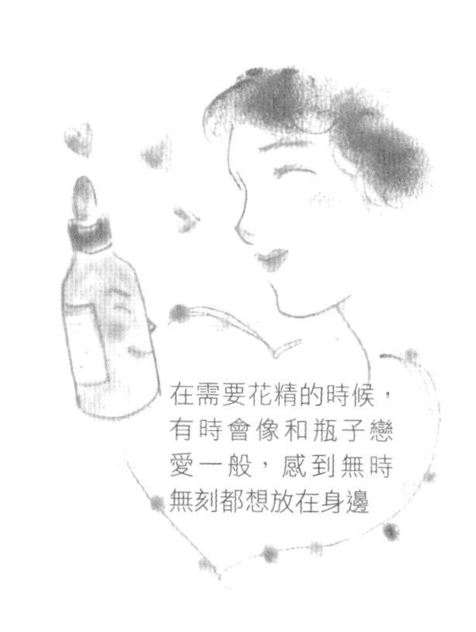

在需要花精的時候，有時會像和瓶子戀愛一般，感到無時無刻都想放在身邊

在需要花精的時候，會感覺與調配瓶的連結變強，想到的機會變多，會想要頻繁的飲用；當不需要花精的時候，會感覺連結變弱，常會忘記喝，想喝花精的慾望變弱，這時我們就會知道這瓶調配瓶的任務已經告一段落。如果能多注意觀察來使用的話，應該每個人都能留意到這個更換契機。像這樣的自我觀察，在使用經驗上來說也是很重要的。

依據我自身及**個人療程**服務的經驗，當開始感到不需要花精時，最好再繼續使用這個調配液2～3天後，再重新選擇更換新的調配方會比較好。此時有可能已經不是之前的問題，而是因為之前的問題已經解決，有更深一層的新事件浮現，此時也可以針對浮出的新課題或問題來選擇配方。又或者，若是覺得自身的課題或問題已經充分解決，也可以就在這裡停止。

在停滯時期時，頻繁的去做解讀會有幫助。活躍型的人可以嘗試冬青，感受型的人則可以試試野燕麥。還有消除懷疑信念的龍膽，或是可以試試對大部分人來說都很有效的聖星百合。

我們在許多療法中經常聽到，經過長時間演變而成的慢性狀態或根深柢固的問題，要改變通常都需要一段時間。一般來說，老年人對於事物的判斷及反應比較僵化，也會需要比較長的治癒時間。所以即使沒有立即看到改變，也不要放棄繼續使用花精是很重要的。

改變的呈現方式，每個人略有不同。假設，大家都有完全相同的問題，也使用完全相同的花精組合，但依據個人的不同，每個人改變的速度或內容，與經歷過程都會有千差萬別。還是不要太過急躁與他人相比較好。與其與他人相較，不如好好將注意力放在使用過程中的變化會更好。

原本就有冥想和自我覺察習慣的人，應該更容易掌握覺知變化的訣竅。還有一些比較敏感的人、感覺型的人、對新體驗總是保持開放的人、柔軟類型的人等等，也比較容易在短時間內看到變化。如果是對花精能量敏感的人，可能在一使用後就立刻明顯感受到它的變化。有的人甚至可能只是將瓶子拿在手上，或單單靠近它，就能感受到它驚人的能量。通常小孩或動物們也會比較快速產生反應。

用語解說

個人療程

完全保護個人隱私，治療師採用一對一的方式為個案進行治療或療癒。花精的個人療程，會針對個案的問題及議題挑選出個案需要的花精，有時也會在使用花精進行療癒的同時，協助個案覺察並克服問題。除了諮詢以外有時也會搭配不同療法或療癒技巧。

相反的，有很多例子顯現，以往沒有自我覺察習慣的人，可能完全感受不到自身的變化。在個人療程的實際回饋中，也有許多人因為突然驚覺到一直沒發現的改變，而突然「啊！」的感到驚訝。雖然花精有時會產生劇烈的影響，但大多數的案例呈現出來的是像花兒一般優雅而沉穩，卻帶來深刻而有效的影響。當使用後感到「雖然很難用言語明確表達，但感覺好像有什麼改變了」「雖然可能跟花精沒什麼關係，但是發生了這樣的事情…」當有了這些感覺的時候，大概就是花精已經產生效果了。

變化可能會以各種形態顯現出來，例如情緒、行為、發生事件、心情或靈感、不可思議的感覺、夢、周圍人的改變等等。在使用過程中，請敏感的覺察它。越能夠感受到微小的變化，就會有越多的改變來到。放下你過多的懷疑與期待，對於即將到來的變化保持開放心態。信任花精與之調整同頻，有意識的使用花精，就能夠接收到更多改變，若能在使用花精時寫日記或觀察日誌的話也會大有幫助。

還有就是書上寫的固然重要，但也不要被它框限住了。花精只會從個人所需要的部分產生變化。很多使用者都是在自己完全沒有預想到的部份產生變化。例如，因為某個問題開始使用花精，卻突然戒掉十年以上每天飲酒的習慣，連自己都感到驚訝，這才注意到與原本問題無關的飲酒問題；由於家人不再家裡蹲拒絕上班，而了解到自己有想掌控別人的一面。

有些人不管怎麼選，總是選到同一種花精。此時就要多注意這個花精的涵義，這代表你特別需要這朵花的能量。

希望對冥想或是自我成長有幫助而使用花精的人，建議可將花精作為日常使用。一般來說，使用花精一段時間後，對於以前沒注意到的事情或以前感覺不到的微妙能量會變得更敏感。

花精對於短暫性狀態或是較大精神上的變化（考試前的緊張，吵架造成的憤怒或悲傷，事故的驚嚇等），會比較快產生效果。可以在狀態完全消除恢復穩定之前的數小時～數日間使用，如果有需要，使用次數可以多一點沒關係。

關於副作用

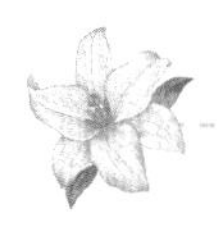

轉寫入花朵能量的花精，是沒有副作用的。不會因為長時間飲用而上癮，也不會因為喝了過多導致效果減退，即使不需要時頻繁使用也不會造成傷害。

若是喝到了不適合自己的花精種類並不會造成傷害，而是什麼改變都不會發生。花精擁有花朵完整的頻率，可以幫我們平衡人類扭曲的能量頻率。就像在原本完整的圖形上，疊上同樣完整的圖形，本來就不會造成任何改變，即使用到不需要的花精，也只會什麼都沒有發生。

由以上可知，如果想要感受到花精的效果，除了要能深入自我覺察，將焦點放在不平衡的部分，如何正確地選出需要的花精也是很重要的。

但如果是某些特別敏感的人，就需要更細膩的對應，請參照下一頁「關於初期反應」和「常有的誤解及疑問」。

關於初期反應

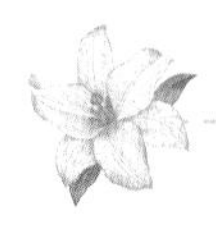

在使用花精的過程中，有時不是副作用，卻在使用初期時發生像是突然「惡化」的徵兆，這原因可能是表層的情緒被治癒，使得本來隱藏在更深層的情緒浮現出來了，可以說是一種淨化反應。

身體上的初期反應	情緒上的初期反應
例如：濕疹、肉體有痛或熱的感覺、想睡、倦怠、微發熱、咳嗽、黏液增加等。	例如：想起過去痛苦的回憶、憤怒或悲傷等負面情緒爆發、變得敏感，情緒容易起伏，也變得脆弱易掉淚。
夢境中的初期反應	**呈現在事件上的初期反應**
例如：夢到自己殺人或被殺一般的恐怖夢境、蟑螂成群跑出來等令人感到不舒服的夢境。	例如：不斷發生討厭的事或突發事件等。

像這類初期反應，其實是為了讓你產生覺知而發生的必要事件。這也是選到適合的花精時一種往好的方向改變的徵兆，請信任所發生的一切。基本上所發生的狀況都不會超過你所能承受的界

線。

如果感到已經無法忍耐下去的話，可以停止使用幾天，或是將次數減少為一天兩次看看，也可以將配方做一些調整，或試著加入急救花精也是一種方法。有的時候和其他療法併用，或接受專業花精療癒師的個人療程服務也會有所幫助。

對於非常敏感的人，一般的滴數及使用次數可能對他們來說過於強烈，建議可以將滴數或次數減少。

遇到嚴重的問題、重大變革時期，或是非常敏感的人，建議可以尋求專業的個人療程諮詢。

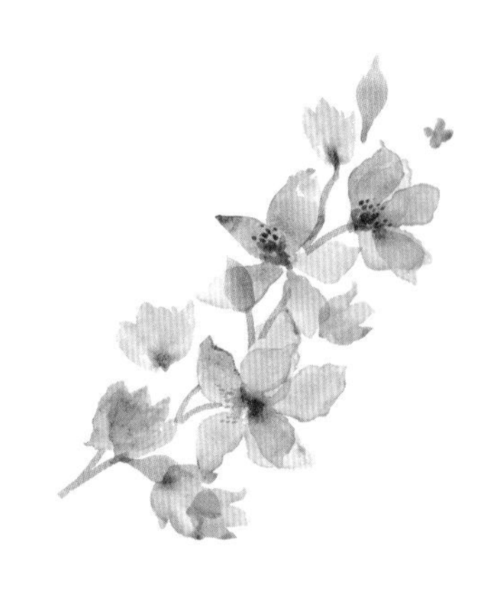

常有的誤解及疑問

隨著花精逐漸為大眾所知，我們也常常聽到一些錯誤的使用方法。以下簡單列舉巴哈花精及其他花精常見的誤解及疑問。

Q1 想用最快速度獲得最大的效果，可以大量飲用調配瓶嗎？

A

花精不是靠物理成分，而是透過其所含的能量來產生變化的一種波動元素。雖然一次使用大量是無害，但也不會因此增加它的運作功效，因此只要遵從花精發明者所說的滴數就已足夠。

當身體需要的時候，喝一次的量覺得不夠，自然而然就會增加飲用次數。但如果只是期待有強效，即使並不需要時，卻也像緊急狀況時候一樣每五分鐘喝一次，這樣的花精喝法雖然也是無害，但只是徒然浪費而已。

使用過程中所經歷到的一切都是很重要的一環，如果只是焦急地追求結果，可能會錯失掉過程中帶給我們的重要禮物。你是不是過於執著於攻頂，而忘了欣賞沿途風景呢？

在一些案例中，有的時候某些非常敏感的人，一般滴數對他們來說過於強烈，會出現強烈的初期反應。這種情況可以使用本文所介紹的肌力反應測試或是靈擺等方法，來確認他們所需要的滴數和次數。

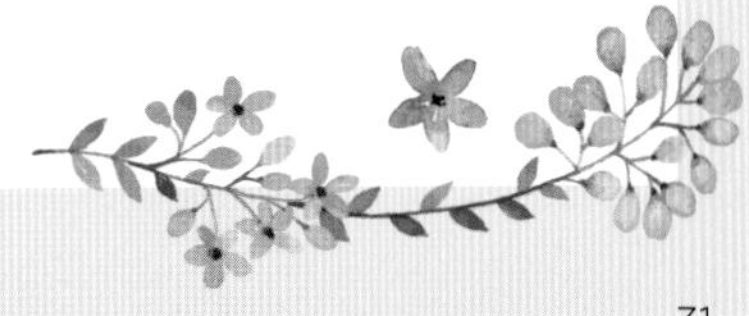

Q2 有人說，喝哪一罐花精都可以，花精隨便亂喝都會有效。

A

花精並不是無意識地隨便亂喝，只要有喝就會有效。花精是幫助深入探索自我的一個催化劑。請重新檢視是不是有不想正視自身的問題而濫用花精來逃避或是依賴花精。如果是用這樣的方式喝花精的話，在對待其他的事情上是不是也用同樣的態度呢？可能需要重新反思自己的行為模式。

好好觀察自己在面對重大問題與面對日常生活時一些小小的心情起伏，是不是真的都需要喝花精呢？或許你會突然發現，有時根本沒有喝花精的必要。

將焦點聚焦在失衡的部分，選擇適當的花精是很重要的。雖然喝了不需要的花精不會有害，但除了不符合經濟效益外，無法得到原本預期的效果，結果還繞了遠路，對於較敏感的人，可能還會因此變得不安呢。

順帶一提，有些品牌會建議不要與其他品牌併用或混在一起使用，這部分實際運用時請多加留意。

Q3 依照所需選了 6 種以上的巴哈花精時該怎麼辦？假設選了 20 種花精全部加進去喝，還會有效嗎？

A

只有一朵花的時候，我們可以充分感受到這朵花完整的個性；而當面對一整束的花時，我們對於一朵一朵花的印象反而變得薄弱了。花精的情形也是一樣，一種花精時帶來的刺激與影響力會比較深遠，效果也比較強；而當花精種類越多，個別花朵的刺激就會被減弱。

正如同人心的複雜，許多事件常常也是錯綜交織，相互關聯。這麼說來，原本只是用著自己需要的花精，卻在意想不到的地方呈現出效果也就不令人意外了。一般原則是 6 種以內，有時也會遇到需要用到 7 種的巴哈花精，如果再多的話效果就會變得太過分散。

所以不要太貪心這個那個都想要。選擇的重點是先確定想要解決的問題或議題是甚麼，將範圍盡可能縮小。面對很多問題的時候，先決定什麼是最優先需要處理的問題，當這個問題開始出現轉化，留意到有其他問題或是有更深一層的議題浮上來時，再針對新的問題來做選擇修正就可以了。花精不是一口氣就把洋蔥的皮給破壞殆盡，而是透過小心仔細的一層一層剝開洋蔥的同時，帶來溫柔而深層的療癒。

Q4 一天中會出現各式各樣的情緒，我想針對不同的情緒變化來喝不同的巴哈花精。

A 針對一時的情緒隨意的使用花精，也不能說是錯誤的使用方法。只是，如果你早上起床喝芥茉，吃完早餐後喝鵝耳櫪，午餐後喝石楠和矢車菊，晚餐後喝橄欖，睡前喝白楊和野生酸蘋果，每天像這樣使用的話，可能反而會造成花精效果分散。如果是每天使用的話，不妨多觀察自己並向下挖掘，挑戰製作調配瓶看看。

無論是較大的議題或只是一時的情緒，使用花精的態度認真與否，會對花精的效果，尤其是意識層面的覺察產生不同的差異。

Q5 正在喝調配瓶的同時，卻又想要針對某些特定目的或是一時的情緒併用其他的花精。

A

假設，目前正在使用調配瓶，但外出時想要使用防禦用的花精，這種情況下每天主要使用的還是以調配瓶為主，只有在外出前後，依照一時需求使用其他種類的花精。

但是調配瓶和其他花精最好避免同時飲用，兩者最好間隔一段時間使用。這是我個人的經驗，使用花精 30 分鐘後，花精仍對能量體有很大的影響，這點我們可透過氣場照得到確認。因此至少間隔 30 分鐘以上，在需要的時候和其他種類花精併用較好。

Q6 使用急救花精與使用急救花精所含的 5 種花精來做成調配瓶，效果是否完全一樣？

A

急救花精是視為一個種類的花精。如果以 5 種花精來做調和的話，滴數會完全不同，所含的意義也是不相同的。這樣說來就不能斷定他們會有完全相同的效果。

因此若以肌力測試或靈擺選出以個別 5 支來做調配，而不是選出一支急救花精時，這當中應該含有某些理由。重新檢視一次你所提出的問題，說不定就能知道原因。或是繼續用肌力測試和靈擺來詢問，也可以得出它特定的理由。

順道一提，雖然用靈擺等技巧嚴密的個別選出一個個需要的單方，但有些案例在做成調配瓶時，可能會有需要刪除某一瓶花精的情形，這是因為不同的組合在一起時可能會產生一些不確定的變因。

Q7 懦弱型的矢車菊與性格強烈的葡萄同時被選出來。這麼對比的種類可以放在同一調配瓶裡喝嗎？

A

同時使用性質完全相反的巴哈花精，效果並不會被抵銷。就像一個人的內在同時擁有完全相反的特質也並不奇怪。

在我們生活中也常會因為對象不同，而引出我們內在完全不同的一面。常有這樣的情況，和 A 在一起時語氣總是很嚴肅，但是當受到 B 的請託時卻總是無法果斷回絕。我們需要和別人互動，透過不同人際關係中扮演的角色，學習到控制、犧牲、依賴、衝突、孤立等特質。

Q8 急救花精對什麼都有效，是不是只要喝這個就好了？

A

急救花精並不是對什麼都有效的萬能藥。急救花精是在遇到各種大小緊急事件，在我們有需要的時候協助我們。有時是五種當中的其中一種剛好與自己的狀態對應到，所以起了效果。

雖然本書在 P.71「各種情境下的建議花精」中，對於某些特定的症狀，例如針對酒精中毒有幾種建議花精，但更重要的是必須依據個人狀態來選擇。

Q9 有什麼花精是可以治療慢性胃炎的？

A

基本上並沒有直接針對症身體病症的花精。但是可以從造成病症背後的情緒、心理傾向，或是可從此人的過往歷史或心理創傷來挑選花精。

可以試著向自己提出一些問題。什麼樣的情況會使你的病症變得嚴重？出現病症的時機是什麼？當病症出現時你有什麼情緒？如果不容易自我觀察時，可以向專業花精師諮詢尋求協助。

雖然使用花精的結果常常能讓健康狀態有很大的改善，但這並不是因為花精直接作用在肉體上。而是含有花朵能量的花精，作用在能量體上的緣故。

花精無法成為治療身體疾病的醫療替代品，如有需要請尋求專業醫師的診斷及治療。

Q10 聽說喝巴哈花精前瓶子要上下搖晃。還聽說橫放、左右搖會失效，這樣包包裡橫倒的花精是否就不能用了？

A 將市售瓶花精橫放或是橫向搖晃並不會破壞能量或是導致失效。假如真有此特質的話，進口商品或是國內運送時不就需要採用特別的方法了嗎？如果有這麼重要的事也應該要記載在說明手冊中才是。

現今世界上有各種的花精被開發出來，製作方法也很多樣。其他品牌花精中，可能會為了使能量活化而建議搖晃，然而巴哈的花精，並沒有這種特別要求。

但是以白蘭地為基底的品牌，可能會有沉澱物產生，如果在意的話建議可以搖晃使沉澱物變細小。

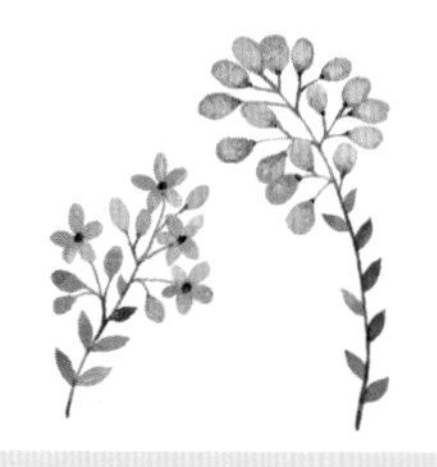

Q11 巴哈花精是否和同類療法一樣，放在薄荷等香味較強的植物旁會失效？另外，花精可以和同類療法藥併用嗎？

A

將巴哈花精放在薄荷或是香水旁邊並不會失效。但是花精整體能量會降低，所以不建議。也有許多品牌會建議不要將花精放在精油旁邊。

另外因為能量作用的領域不同，和新型藥物或是同類療法藥物併用不會有問題。也有同類療法的醫生，會依照個案的需求採用花精療法。但也有人說，因為同類療法與花精運作的領域相近，不要併用比較好。但以巴哈花精來說，並沒有特別麻煩的併用規定，可以依所併用藥的使用方法為主。例如，同類療法的藥，有規定禁用咖啡、薄荷等，和對飲食時機的特別要求。

Q12 如果能量是永久的話，那把用完的市售瓶加入白蘭地，又會是一罐新的花精了嗎？

A

將用完的市售瓶加入白蘭地，並無法繼續成為半永久的花精。如果可以這樣的話，製作花精的人，就沒有必要年年做新的母酊液了。請遵從每個品牌開發者建議的有效滴數和濃度使用。

Q13 有人說花精初學者只要把全套購齊，然後從自己想喝的花精開始依序來使用，就能得到最好的效果。

A

收集全套花精的話，在金錢上會造成相當大的負擔。而且，一開始就要活用全部花精種類非常困難，有時可能也和品牌的緣分有關。

一開始，不如從你有興趣的花精開始先買幾罐試試看，使用了以後，對於之後你要如何和花精交流，才會有比較明確的想法。如果連之後會不會想要繼續使用都不知道就購買全套，可能就會浪費掉了。等到想成為專業諮詢師、想為周遭人們選擇花精，或是想讓花精成為一生的陪伴，當有了這樣的心情時，再決定購買全套也不遲。

Q14 頑固的父親無法認同花精的美好。我想在父親不知情的時候，偷偷讓他喝下，這樣的話也會有效嗎？

A 花精對於小孩或動植物也會有效。只要選到適合的花精，不可否認是有可能出現某些效果的。

但這個問題中最重要的一點是，無視已經是成人有判斷能力的父親意志。每個人對自己的人生有 100%的責任與自由，自己的人生是自己選擇的。如果父親明確的表達出他不要使用花精，我們應該尊重他的選擇，用偏差的方式對待對方是一種暴力。試想，如果自己不想要卻被人如此對待的話，你做何感想呢？

加上若是因為花精初期反應造成身心劇烈的變化，父親卻不明所以，或許也會對他造成混亂。

當有念頭想要偷偷地給他人使用花精時，或許發問者本身反而才是真正需要花精的人。與其想要改變他人，不如好好探究有這種想法的自己內在，讓我們先傾注全力來改變自己吧。

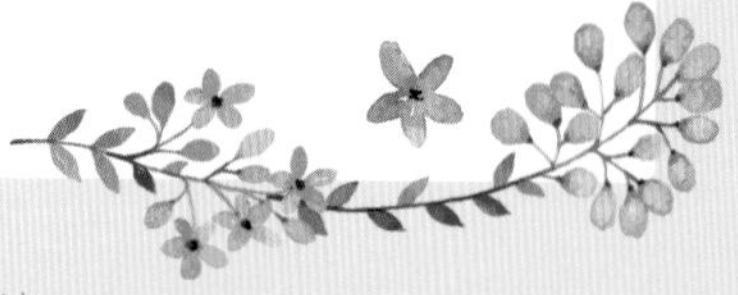

其他的使用方法

花精可以依照你的直覺，運用各種方法來接收它的能量，以下列舉一些使用方法供參考。

- 冥想或放鬆時可將花精瓶放在正前方，或是手持冥想。
- 仰躺或採輕鬆坐姿，依照你的直覺將花精瓶放在身體特定部位（脈輪、疼痛點等）。隨著深層緩慢的呼吸，感受花精的療癒能量。
- 用繩子將花精瓶垂掛在肚臍附近的位置。讓花精瓶的能量守護你，幫你隔絕掉周圍不適合的能量。
- 和花精瓶一起睡或放在枕頭下也不錯，可以讓花精能量在夢中運作。
- 將花精瓶近身放置，可以更容易與花精的療癒能量調和。
- 進行按摩時，可將花精滴在兩手。不只用在個案身上，也可以用在治療師身上，也可將花精滴在按摩油或乳液裡來使用。
- 裝入噴瓶噴霧灑在房間等。可比平常使用時再稀釋個幾倍。
- 從市售瓶中取 8 ～ 12 滴在浴缸裡。

★使用在噴霧瓶或浴缸時，可先用靈擺等測試，確認你需要幾滴。

- 直接使用在身體特定部位（脈輪、疼痛點），或是依照你的直覺使用在你喜歡的地方。可以使用貼布，或是混在乳液裡都好。
- 在精油薰香爐內放入礦泉水，滴上數滴市售瓶花精。花精能量就能擴散至房間。

花精的選擇方法

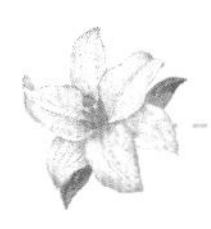

選擇適合的花精非常重要，因為花精如果選到不適合自己的，就不會發揮任何作用。

一般來說最簡單的方法是，透過閱讀書籍或說明手冊的資訊來選擇，當中自己最不想承認或最抵抗的就是想逃避的部分。盡可能深入探究自己，並謹記保持中立客觀的觀察。不要只把焦點放在你想成為的理想狀態，更重要的是對於自我否認的一面更要認真探討。基本上應該要針對失衡的部分來使用花精。特別要注意的是，使用巴哈花精時，不只要將每個種類說明都閱讀過充分了解，更重要的是要能好好用來覺察自身不協調及負面的部分。

因此，將各個花精的意義充分的閱讀，吸收花精要帶給我們身體的訊息，是可以幫助我們深入了解自己的一個契機。即便沒有喝花精，只是單純閱讀所選的花精意涵，常常就會產生很多的自覺了。有些時候，只是因為表面的原因選擇花精，在進行個人療程時，個案只是單純閱讀文章就產生了深度的自覺，甚至連花精都不用喝也是很有可能的。

對於花精的知識充分瞭解與完全不瞭解的人，不管使用何種選擇方式，還是對花精充分瞭解的人較容易得到正確答案。

不管是想要針對什麼問題來做選擇，最重要的是問題要夠明確集中。針對太多問題來做選擇的話，想用的花精種類太多，可能一不小心就覺得自己全部都需要也不一定。又或是太過理想化，為了追求完美，每隔幾分鐘就喝不同的花精，結果能量分散反而什麼效果都得不到。太過貪心這個也想要、那個也想要，過度焦急的話，反而什麼都會得不到。請像一層一層的剝洋蔥，又或者像是一針一針的編織毛線針目一樣，好好地面對自己一個又一個的課題吧。

使用花精不可依賴而是要對自己負起責任。觀察現在的自己需要什麼，以及在使用過程中積極的參與療癒及保持覺察是很重要的態度。「只要喝了這個，就什麼問題都沒有了」「反正只要持續把這一堆喝下去就會有改變了吧」，如果是用這種把花精當作護身符般的飲用態度，呈現的結果也會不同。

在專業花精個人療程中，除了諮詢以外，當個案在意識層面有抗拒或逃避時，為了突破個案的既有信念，幫助個案選出適合的花精，常會併用許多現代的方法，例如，花卡、肌力測試、靈擺、能量閱讀等。搭配各種技巧讓療程變得細緻，加上諮詢一般需要花上約 45 到 120 分鐘的時間。併用多種技巧及療癒手法是很常見的。

常聽到有人說，雖然各個花精的效用書上都有寫，但看完後還是不知道要選哪個。以下列舉幾個具體方法來幫助一般大眾。

花卡

花卡的使用方法和某種心理測試一樣，是一種不被思緒干擾，在短時間內就能快速選出在意的花朵圖片的一種心理技法。在意的花卡中，用喜歡的花調配成的花精，代表的是自己有某程度自覺的部分；而用討厭的花調配成的花精，象徵的則是自己尚未有自覺的部分。也就是說，討厭的花精或許就是你內在更深層的那部分跑出來了。

這個是奧地利花精所採用的方法，雖然簡單但可找出深層需要的花精，近來其他廠牌的花精專家也常利用此種選擇方式。對於一般大眾來說也是比較簡單的方法，雖然同一朵花因照片不同會給人不一樣的感覺，且使用多次後通常就會記得圖案意涵，而變得想要控制結果。應注意不要先入為主和不要限制數量是很重要的。

更進階的使用方法，可詢問個案對所選的牌卡有什麼印象，可以聯想到內在的哪個部分等，藉由諮詢來協助個案自我覺察，但最後一定要再搭配其他不同技巧來確認卡片所選出的種類是否適宜，做重複確認。

還有另一種卡片的使用技巧，是像塔羅牌一樣把卡片反過來，利用直覺選出受吸引的卡片的簡單方法。英國、奧地利、德國、瑞士等很多國家都有將巴哈花精的花朵照片或是插圖製成卡片來使用。

簡易的花卡使用方法

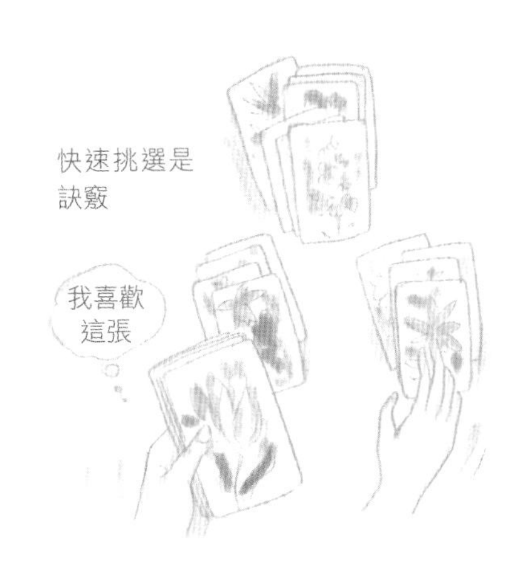

❶ 將花朵照片一張一張快速看過，迅速分為「喜歡」「討厭」「沒感覺」。

❷ 再從喜歡與討厭的卡片當中選出最吸引你讓你感覺最強烈的卡片，最後選出6種以內的花。

❸ 將挑選出來花的花精，調和在一起。

使用花卡來幫助覺察

除了單純抽花卡外，使用抽出來的花卡來幫助自我覺察也很重要。

- 最後所選出來的花卡給你什麼樣的印象？溫柔、有力量、被撫慰？他們要傳達什麼樣的訊息給你？請試著感受看看。
- 將所選的花精意涵逐次閱讀，擷取你所需要的訊息，對於花精的意涵，你有什麼反應？是完全的接納、「我才不是這樣」的抵抗、不想面對，還是「不要再來了啊」的反應？

肌力測試(肌力動力學 Kinesiology)

在世界上，有相當多的花精開發者及療癒師，都是利用肌力測試來做選擇。

肌力測試又叫肌力動力學，是利用肌肉只要有壓力就會變弱的特質，來取得潛意識或細胞層次的答案。藉由輕輕按壓筋肉反應來取得「是」與「否」的答案。

利用肌力測試搭配靈擺，可得出更詳細的答案。例如，需要的花精優先順序或比例、從市售瓶中取幾滴、調配瓶一次幾滴一天幾次、喝多久等等，可以針對個人調整不同使用方法。若是敏感或是問題嚴重的人，可以先詢問要讓初期反應呈現的百分比，或是搭配什麼練習能使個案較穩定。敏感的人，最好先詢問要用多少滴數和次數。

如果是使用過好幾種花精卻一點效果都沒有的人，有可能是之前發生過什麼事，可以先使用聖星百合。肌力測試和靈擺可避開諮詢時容易忽視的盲點，幫助在一開始就選出真正需要的聖星百合。

如此，利用肌力測試和靈擺，就能為個人量身訂作出更細微的對應。

但若是覺得只要使用肌力測試就什麼問題都可以回答出來而過度依賴的話，就會變得像是占卜一樣了，恐怕會有損使用者的自我覺知。例如，一開始要決定飲用期間，根據個人情況，在使用過程中可能就會忽略要多自我觀察。透過肌力測試的肌肉反應，可以得到對方內在的回答。做為一個可幫助加深注意力的得力工具，熟記並將之靈活運用很重要。

主要以肌力測試來挑選花精的歐洲花精開發師說，在強大壓力及創傷之下，使用肌力測試可能無法得出適切答案。這時必須調整經絡及身體的電磁能，有時還要療癒過去的創傷，等肌肉恢復正確的反應才可以開始，所以當面對很重要的議題時，肌力反應若不明確時建議不要只選擇此種方法。

如果想要更容易的選擇方法，〇環測試是一般人也能輕易上手的技巧。對於臨時想要使用花精時很方便。但是，在專業操作時，還是有詳細的操作順序。

一人也可以操作的〇環測試

美國的花精製作者所採用的〇環測試，是一種選擇花精的基本技巧，很廣泛的被運用在各種花精上。

❶ 水分不足會造成反應不良，因此在進行測試前請多喝一些水。

❷ 解下金屬類物品，手錶、首飾、磁氣製品等。

❸ 準備好全部的花精瓶，或是你比較有感覺的幾支花精。

❹ 將非慣用手（右撇子的話請用左手）的大拇指和小指做一個圈。將慣用手的拇指和食指放入圈中做詢問。當回答是「YES」時指圈會變強壯，回答是「NO」的話會變弱。為了得到正確解答，手指力量應保持一定。

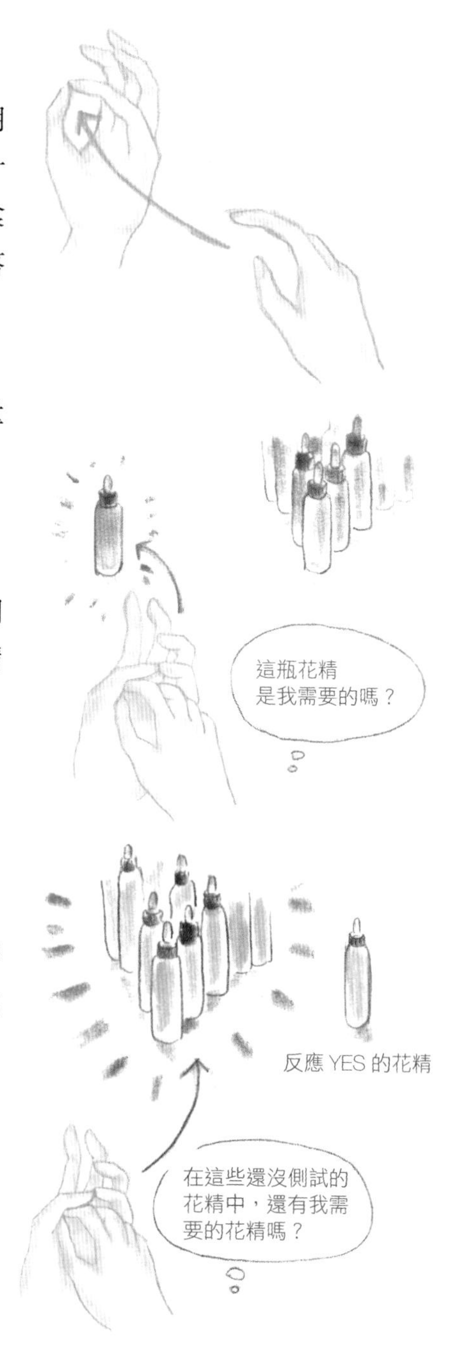

❺ 可以針對特定的一瓶花精，明確詢問。反應「NO」的花精可以全部略過，反應「YES」的花精則可進行到第 6 步驟。

問『這瓶花精，是我需要的嗎？』

❻ 將有 YES 反應的先放置一旁然後將意念集中在還沒測試的全部花精，放在面前詢問：

問『在這些還沒測試的花精中，還有我需要的花精嗎？』

回答

NO 只有步驟 5 選出的花精是需要的，可以進入第 7 步驟。

回答

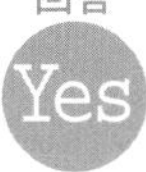

直到步驟 6 回答出 NO 之前，反覆操作第 5、第 6 步驟，將所需要的花精全部選出來，當第 6 步驟回答出「NO」時就可以進入第 7 步驟。

❼ 集中意念在選出來需要的所有花精上，然後詢問：

問『選出來的全部花精瓶，可以讓我一起做調配嗎？』

回答

NO 選出來的花精中有不能做調配的，進入第 8 步驟。

回答

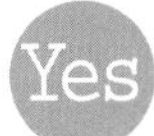

可以將選出來的花精瓶做調配，進入第 10 步驟。

❽ 從選出來的花精瓶中排除不要的。將意念集中在某一支來做詢問：

問『選出來的花精中，不要加入調配的是這一支嗎？』

回答

NO 得到 NO 的話代表這瓶是要加進去調配的。

回答

Yes 得到 YES 答案時，就將這支挑出不要用，然後將所有「NO」反應的留下集中後進入第 9 步驟。

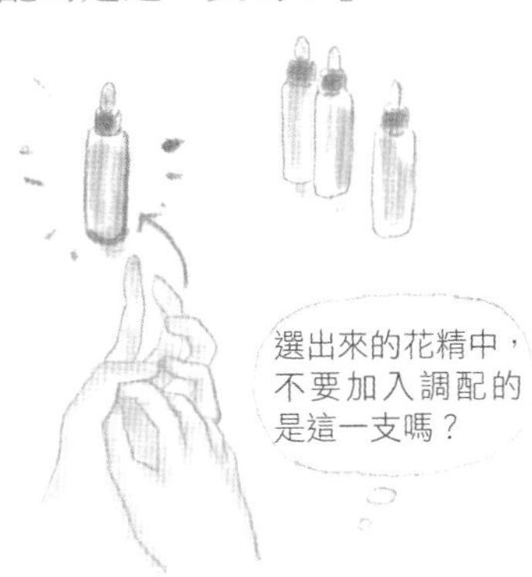

⑨ 排除掉有「YES」反應的花精瓶後，剩下的全體再詢問一次。

問 『這裡的花精可以讓我調配嗎？』

回答 NO 重複 8、9 步驟，直到完全排除掉不要的花精後進入第 10 步驟。

回答 Yes 代表可以調和，進入第 10 步驟。

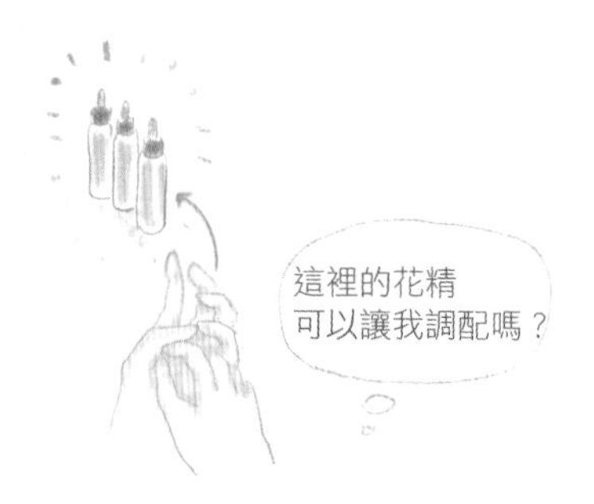

⑩ 確認最終調配組合。

問 『我所選出的這個結果是正確的嗎？』

回答
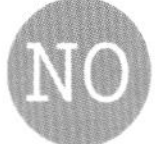
可能是肌力測試反應不良。可以再度挑戰，或是如果覺得困難可以選擇其他的方法。

回答 Yes 從所選出的花精來進行調配。

⚠ O環測試時的注意要點

1. 不管是使用哪種肌力測試，將「意圖」設定明確很重要。例如，要詢問的對象是哪個瓶子，要明確的詢問。此外，如果沒有明確的事先設定最多只能選擇 6 種，有可能會選出 6 種以上的花精。
2. 注意腳不要交叉。

靈擺

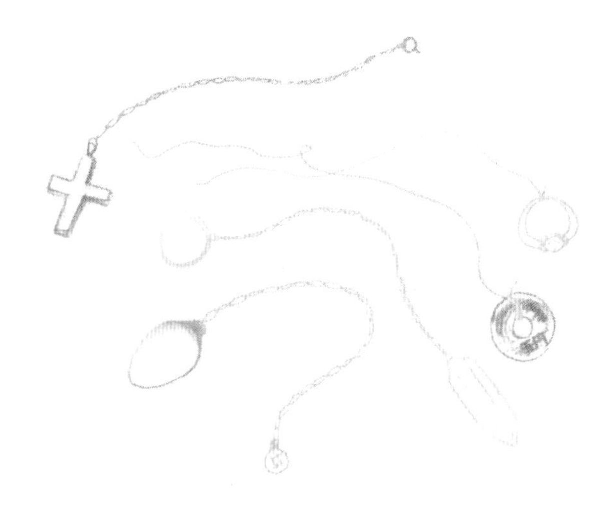

在花精世界很受歡迎的靈擺是探測術的一種。探測術，在日本水務局也常利用來尋找地下的水管；在英國則是療癒師用來測試身體能量的流動、脈輪的狀態，或是用來測試場所磁場好壞的工具，是歷史悠久又帶點神祕感的一種工具。

靈擺是在鍊子或繩子的前端綁著金屬、石頭或木頭等的重物。手持鍊子或繩子使之自然下垂，利用肌肉細微的動作使靈擺擺動，再由靈擺的擺動方式來取得答案。若是手邊沒有靈擺的話，也可以用喜歡的吊飾，或是用線綁著五元日幣（編註：日幣5元中央有洞）也可以使用。手肘與側腹距離約間隔10公分，以食指和大拇指捏著繩子或鍊子的前端，鍊或繩子太長時，可以用食指捲著。

雖然最簡單的方法，是讓靈擺直接搖「YES」與「NO」來取

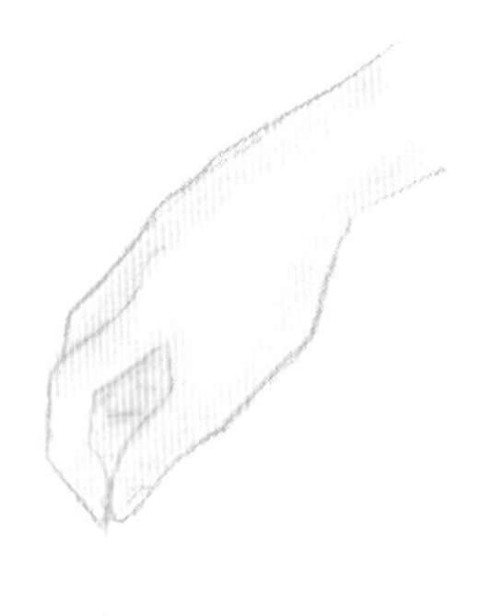

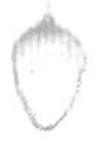

得答案，但是也可以在一開始確定靈擺「YES」與「NO」的搖擺方式或是自己決定怎麼搖代表「YES」與「NO」。

如果要再複雜一點的話可以設定三種搖法。像我的話，就設定了四種訊息搖法。這樣的話，就可以更加幫助自我覺察，例如，當有瓶子出現「不想回答」的訊息時，這裡有很多種可能性，是「雖然認同但有點抗拒？」還是「需要再等一下？」等等。此外，只要在使用前做確認，事先多做一些檢查就可以開始使用靈擺了。

靈擺和肌力測試一樣，可以用來回答花精滴數、飲用次數、使用時間、調配比例、對情緒有幫助的練習等詳細的答案。即使手邊沒有花精瓶時也可以回答，非常方便。若是為還無法言語的嬰兒、重病患者、動植物等特殊對象選擇花精時很有幫助。靈擺跟肌力測試一樣，是一種覺察的工具，因此要有意識的去運用它是很重要的。

使用靈擺來為自己選擇花精的方法①運用圖表

靈擺可以使用圖表來取得答案。當手邊沒有花精瓶時可以使用本書的圖表來選出需要的花精種類。或許只要閱讀這些所選出的花精內容，就能幫助自己有新的發現也說不一定。

在使用本書圖表之前，請一定要詳細閱讀本文。對於巴哈花精了解越深，就能得到更深的答案。

靈擺搖晃所指出的範圍就是答案

將靈擺垂吊在各式圖表的中央

❶ 與肌力測試相同，需要先喝水，並取下金屬類、手錶、首飾、磁氣製品。手腳請不要交叉。

❷ 靈擺是你可以信賴的朋友。先向靈擺取得之後將一起工作的許可。

將靈擺垂在 P.58「YES 與 NO 圖表」中央來詢問。

回答

現在靈擺的狀態不適合使用，勉強使用的話，無法得出正確答案，很遺憾請選擇其他方法。

回答

進入第 3 步驟。

❸ 將靈擺垂墜在 P.59「花精心理分類圖表」的中央，開始詢問。靈擺擺動指出的地方就是你需要的花精分類。

問 『請告訴我，我所需要的花精分類是哪個？』

❹ 選出特定的花精分類後，將靈擺垂在選中的分類圖表（P.60 ～ 66）中央詢問。靈擺擺動指出的名字就是你需要的花精，請把名字記下。

問 『請告訴我在這個分類中，哪個是我需要的花精？』

❺ 把靈擺垂在「YES 與 NO 圖表」中央詢問。

問 『目前選出來的花精以外還有我需要的花精嗎？』

回答 NO 沒有其他需要的花精，進入第 6 步驟。

回答
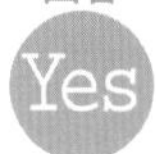
返回重複 3、4、5 步驟，把需要的花精全部選出。直到回答出「NO」後才進行第 6 步驟。

❻ 將靈擺垂在「YES 與 NO 圖表」的中央詢問。

問 『選出來的全部花精可以為我所調配嗎？』

回答
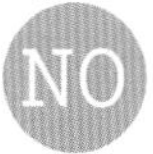
有不能調配的花精，進入第 7 步驟。

回答
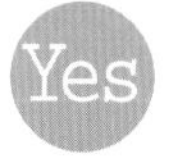
選出來的花精可以調配，直接跳到第 9 步驟。

⑦ 將靈擺垂在「YES 與 NO 圖表」的中央，詢問選出來的花精中要排除的是哪個。在得到「YES」的答案之前持續詢問。

問『選出來的花精瓶中，不能加入調配的是不是○○分類的○○？』

回答 NO　代表是可以加入調和的。

回答 Yes　記下這支花精的名字，進入第 8 步驟。

⑧ 將靈擺垂在「YES 與 NO 圖表」的中央詢問。

問『除了○○（步驟 7 選出 YES 的花精名字）以外，其他的花精是不是可以為我調配？』

回答 NO　返回重複進行 7 和 8 步驟，直到得出「YES」，排除不要加進去的花精。回答 YES 以後才可以進入第 9 步驟。

回答 Yes　除了步驟 7 指出 YES 的花精瓶以外，其他的花精可以一起調配，進入第 9 步驟。

⑨ 確認最終調配組合。將靈擺垂在「YES 與 NO 圖表」的中央詢問。

問『我選出的結果是否正確？』

回答 NO　可能哪裡有失誤。進入第 10 步驟。

回答 Yes　調配所需花精已全部確定，從所選的花精來進行調配。

⑩ 可以重新挑戰一次嗎？將靈擺垂在「YES 與 NO 圖表」的中央詢問。

問『我可以重新詢問我所需要調配的花精嗎？』

回答 NO 現在不適合使用靈擺，請選擇其他方法。

回答 Yes 再一次返回從第 3 步驟開始。但重複太多次確認可能會被思緒所影響，不太建議。

使用靈擺來為自己選擇的方法②搭配花卡

利用花卡來搭配靈擺，能選出你目前最需要的花朵能量。為了讓初學者簡單就能解讀靈擺的訊息，這個方法只有「YES」和「NO」兩種設定。

❶ 先喝水，並取下金屬類、手錶等物品，手腳勿交叉。

❷ 靈擺的搖法有前後搖、左右搖、順時鐘、逆時鐘的搖擺方式。先從這四種中選出你的「YES」與「NO」的搖擺方式。請拿著靈擺開始來詢問。

問『對我來說，「YES」的代表方式為何？』

★此時靈擺開始搖晃，重複的特定搖擺方式，就是代表你的「YES」訊息。搖擺方式因人而異，有的人是前後搖，有的人是順時鐘轉。

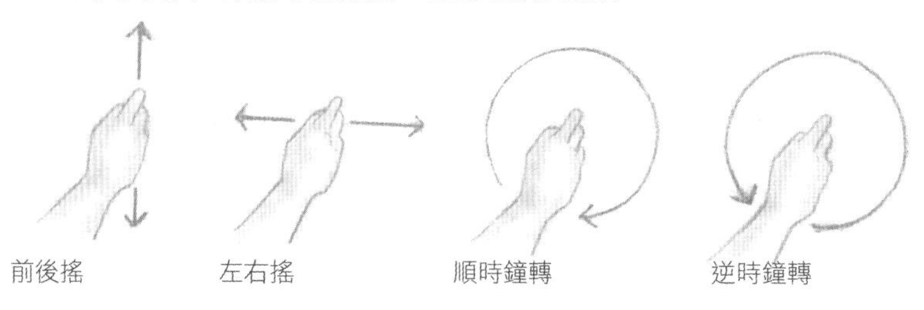

❸ 確認「NO」的方式。

問『對我來說，「NO」的代表方式為何？』

★確認好「YES」與「NO」的方式後，開始進入第 4 步驟。

❹ 取得靈擺的同意。

問『現在可以使用靈擺來選出最適合我的花朵能量嗎？』

回答 NO　現在不能使用靈擺，很遺憾，這次就在這裡停止吧。

回答
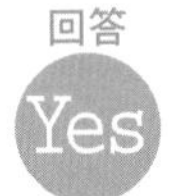

進入第 5 步驟。

❺ 將花卡分成「恐懼」「不確定感」等七大心理分類。例如，「恐懼」的分類有「白楊」「櫻桃李」「溝酸漿」「紅栗花」「岩玫瑰」，將五張花卡放在一組。在每個分類卡片上明確的設定好意圖，在上方垂墜靈擺詢問。

問『這個分類中有我最需要的花朵能量嗎？』

★在得到「YES」訊息之前，將每個分類順序詢問。在「YES」的分類裡，代表有你最需要的花朵能量。

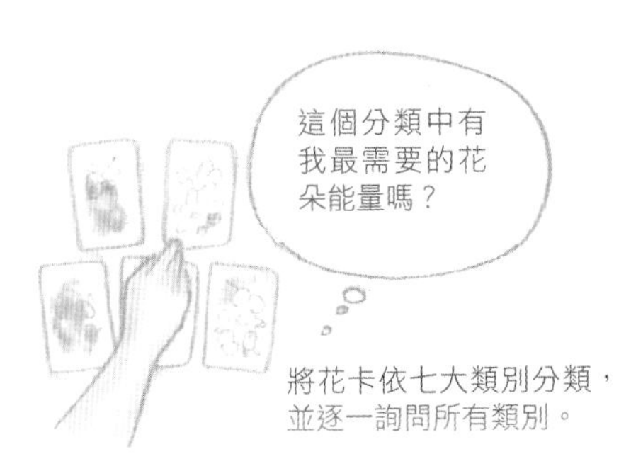

將花卡依七大類別分類，
並逐一詢問所有類別。

❻ 在「YES」分類的花卡上，一張一張的在花卡上垂墜詢問。例如，「恐懼」分類的話，將「白楊」「櫻桃李」等……逐一詢問。

問 『我最需要的，是這朵花的能量嗎？』

★得到「YES」答案的花卡，就是你最需要的花朵能量。

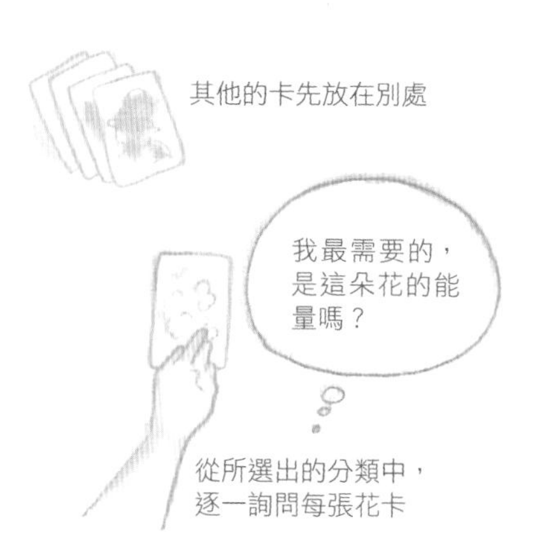

❼ 接下來詢問需不需要喝花精。在得出「YES」的花卡上以靈擺做以下詢問。

問 A：『喝這朵花做成的花精好嗎？』
B：『閱讀這朵花的文章好嗎？』
C：『做這朵花的相關練習好嗎？』
D：『好好地注視這張花卡好嗎？』

回答 Yes

- A：喝這朵花的花精。
- B：首先，將所選到本書中的花精文章發出聲音唸出來；接著再一次，更加專注的慢慢的默念一遍；最後再一次，一邊好好感受你的內在一邊再默念一次。透過閱讀，你有沒有察覺到什麼呢？
- C：試著做本書中的練習。如果 A 選項也是「YES」時，喝花精時也記得做練習，效果會更好。
- D：觀看花卡時，帶給你什麼樣的感覺？這朵花，是否想對你說什麼？想像你吸氣的同時，花朵的療癒能量也跟著吸入你身體之中。（如果 A 選項也是「YES」的時候，喝花精時，可以邊含著花精邊看花卡。）

使用靈擺時的注意要點

1 和肌力測試一樣，意圖很重要。

2 詢問時要放鬆，但是問題的意圖要明確。思考混亂的話，無法得出明確的答案。注意呼吸時不要憋氣或變得短淺。

3 手要盡可能不要動，保持靜止。

4 大家都知道水晶可記憶能量，靈擺也會積存思緒或是情緒能量，倘若你的靈擺是水晶或紫水晶等能量石做成的，每次使用請記得淨化。雖然本書並沒有特別説明如何為他人選擇花精的技巧，當要為他人選擇所需要的花精時，可能會讓除了你以外的能量也進入靈擺，所以使用後務必記得淨化。

最簡單的方式是使用淨化用花精來擦拭，可以用富士山花精的「防禦、淨化與更新」複方，其中的空木、豬獨活、上溝櫻等都不錯。如果這些花精手邊沒有的話，使用巴哈花精的野生酸蘋果也可以。

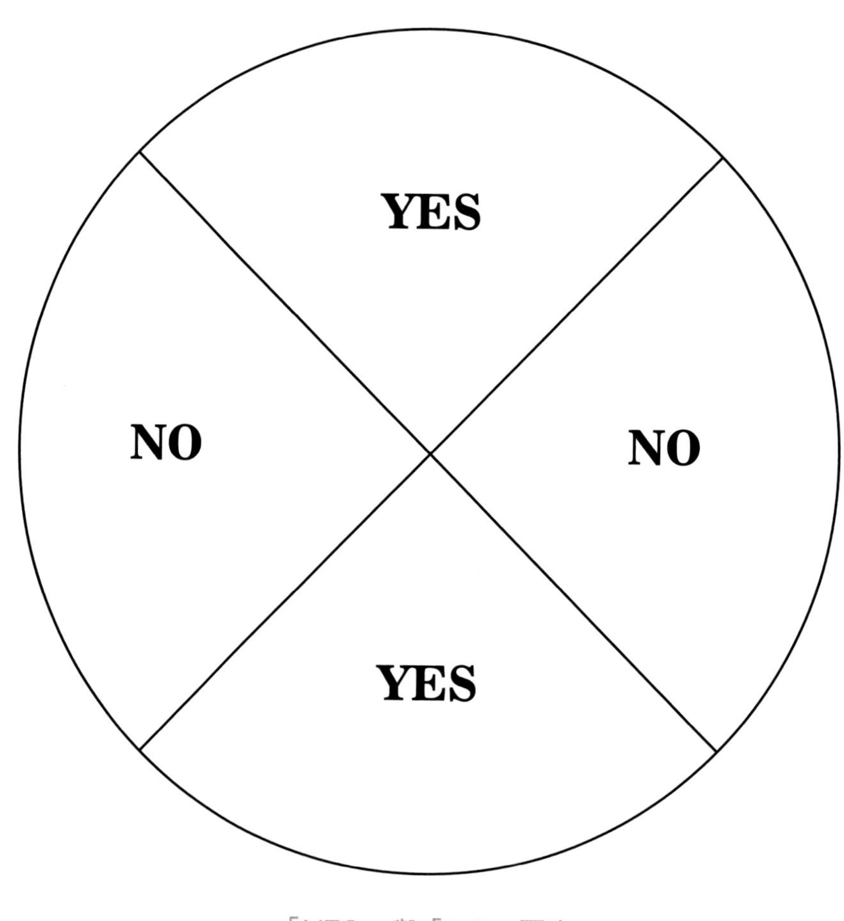

「YES」與「NO」圖表

★想要更精準地使用這些圖表的人，建議可以另外個別複印，不要將紙張重疊使用。

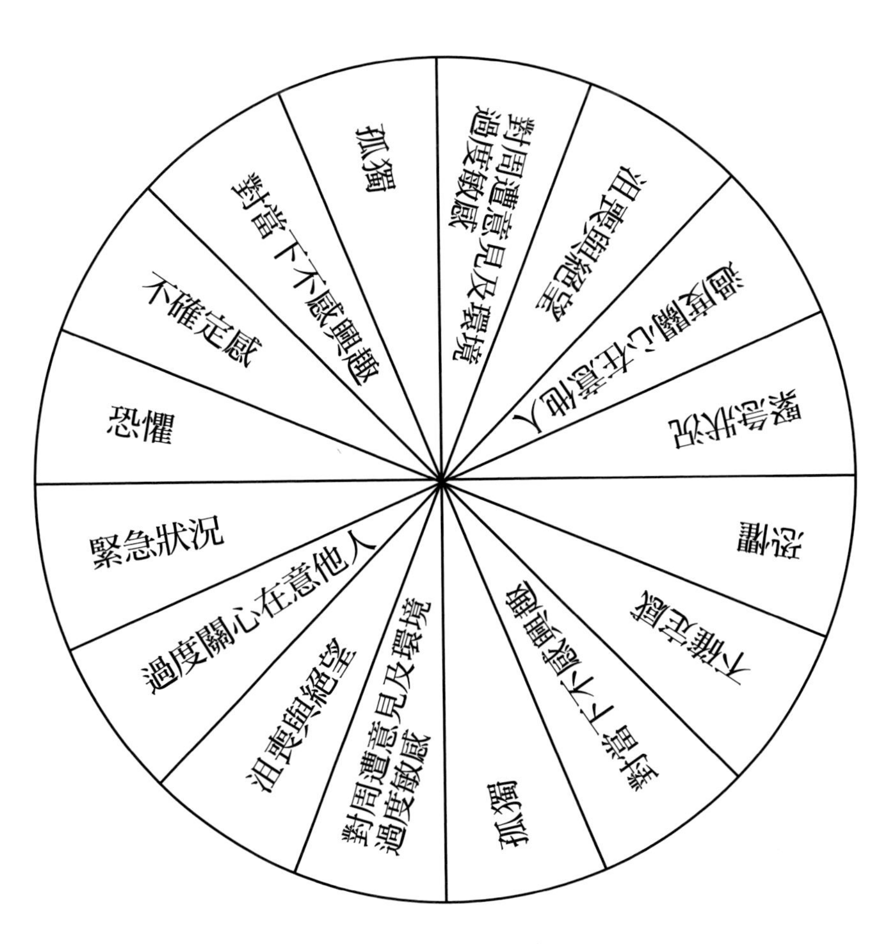
孤獨
對周遭意見及環境過度敏感
沮喪與絕望
過度關心在意他人
緊急狀況
恐懼
不確定感
對當下不感興趣
孤獨
對當下不感興趣
不確定感
恐懼
緊急狀況
過度關心在意他人
沮喪與絕望
對周遭意見及環境過度敏感

花精心理分類圖表

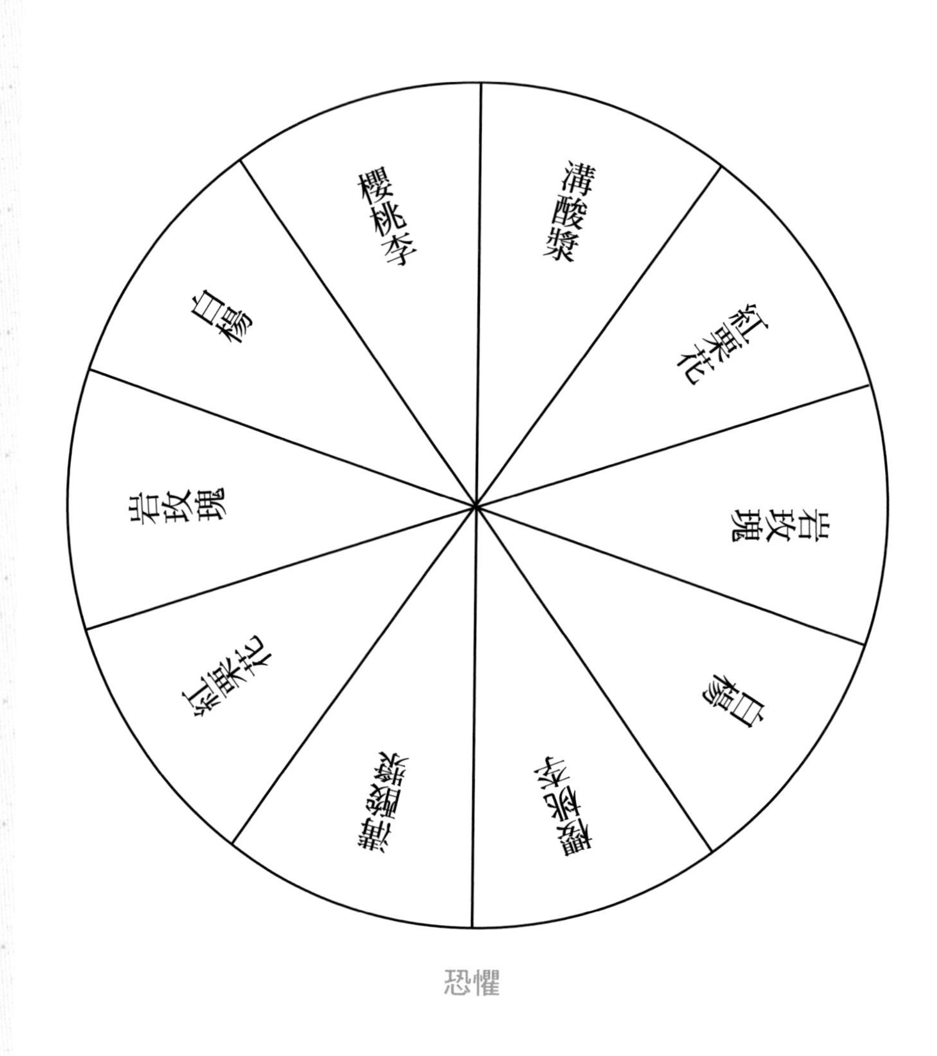

恐懼

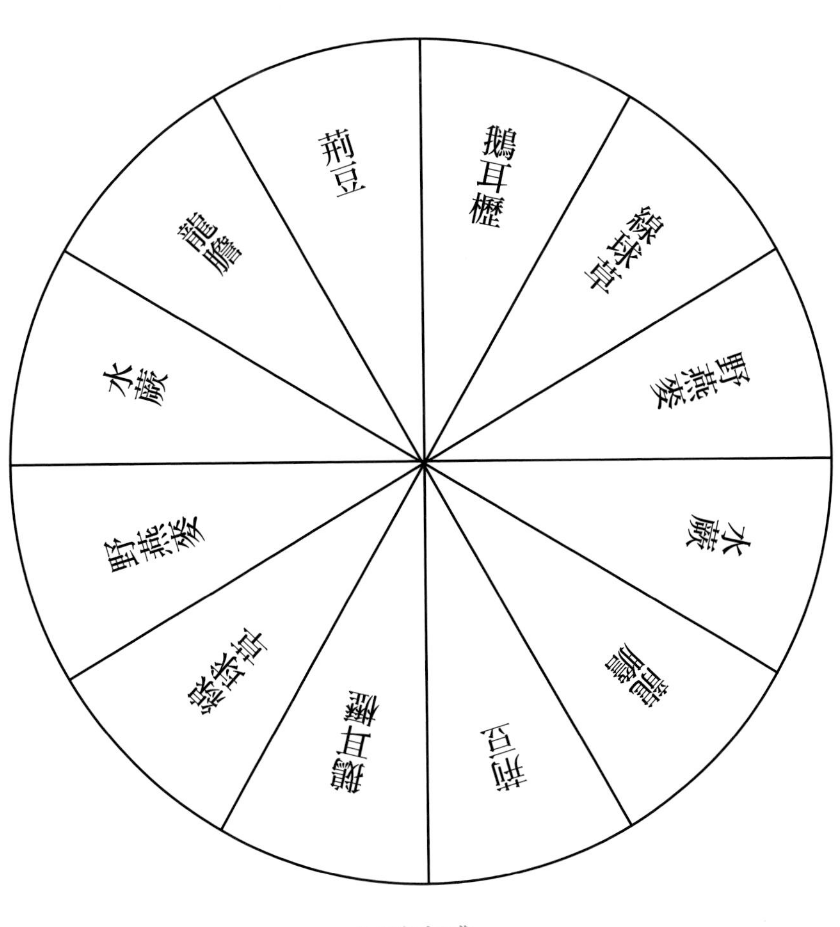

不確定感

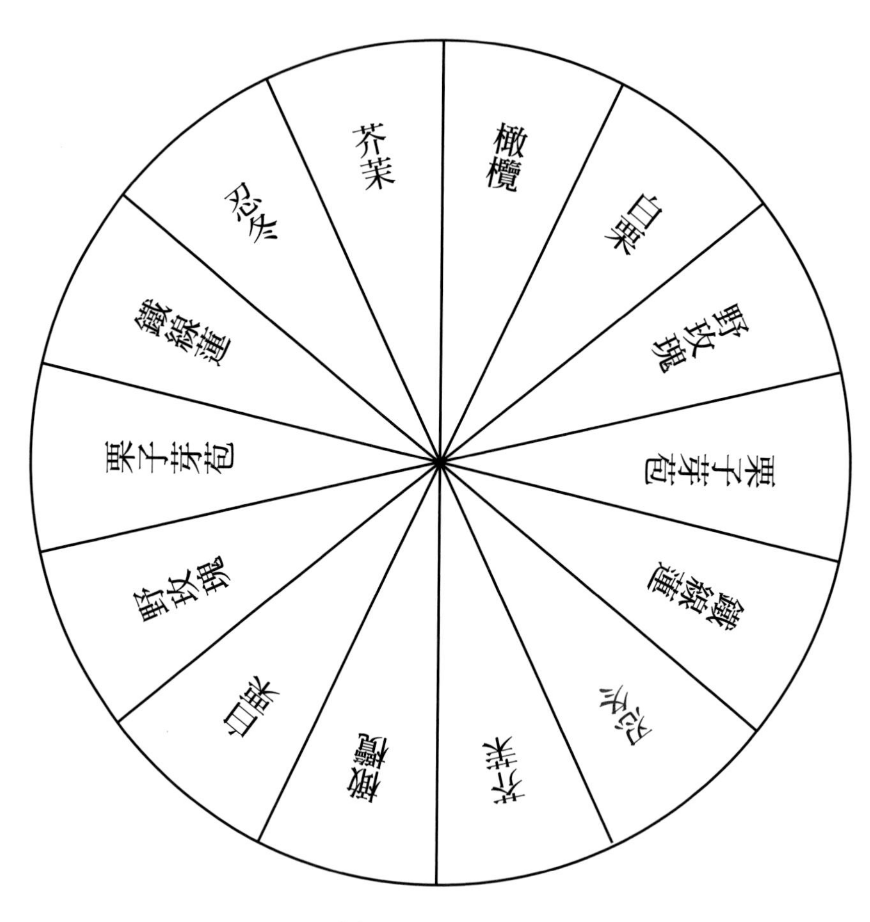

對當下不感興趣

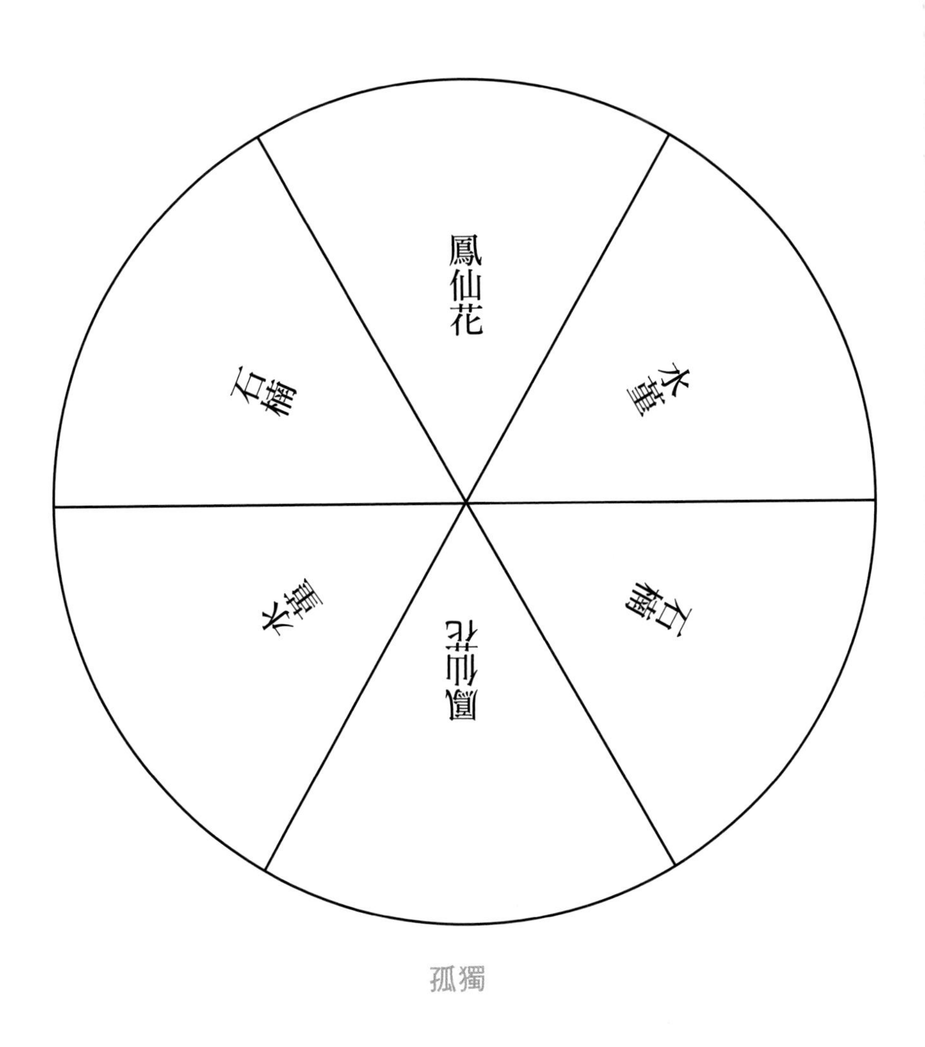

孤獨

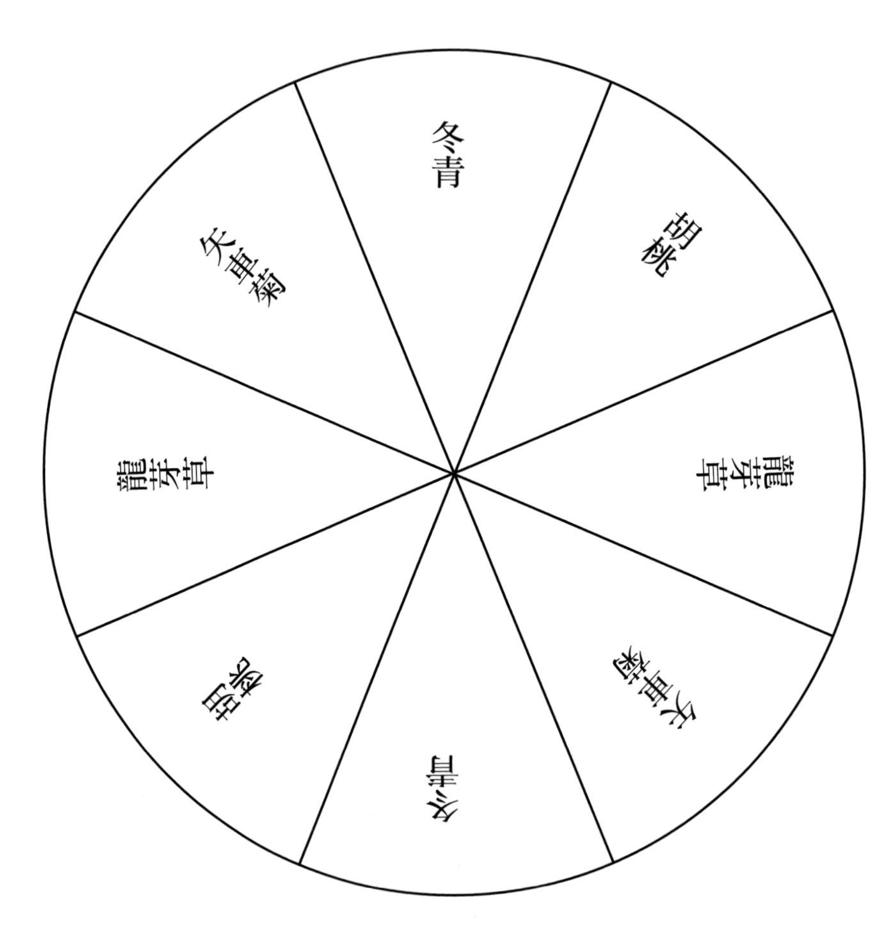

對周遭意見及環境過度敏感

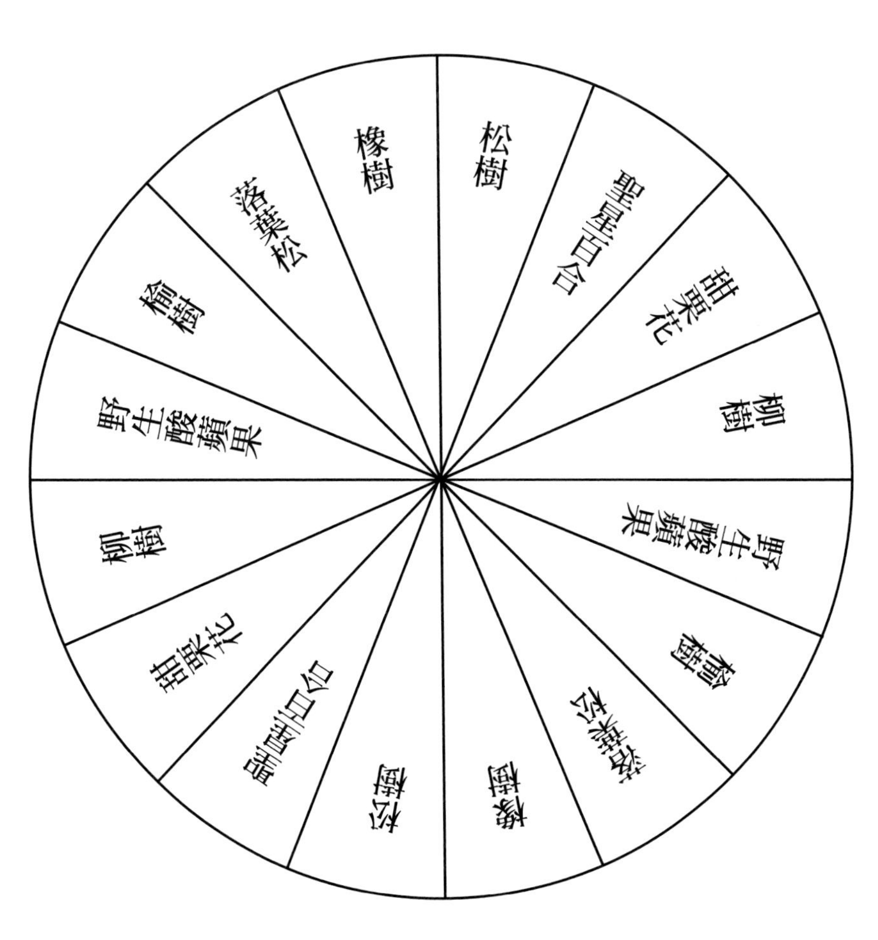

沮喪與絕望

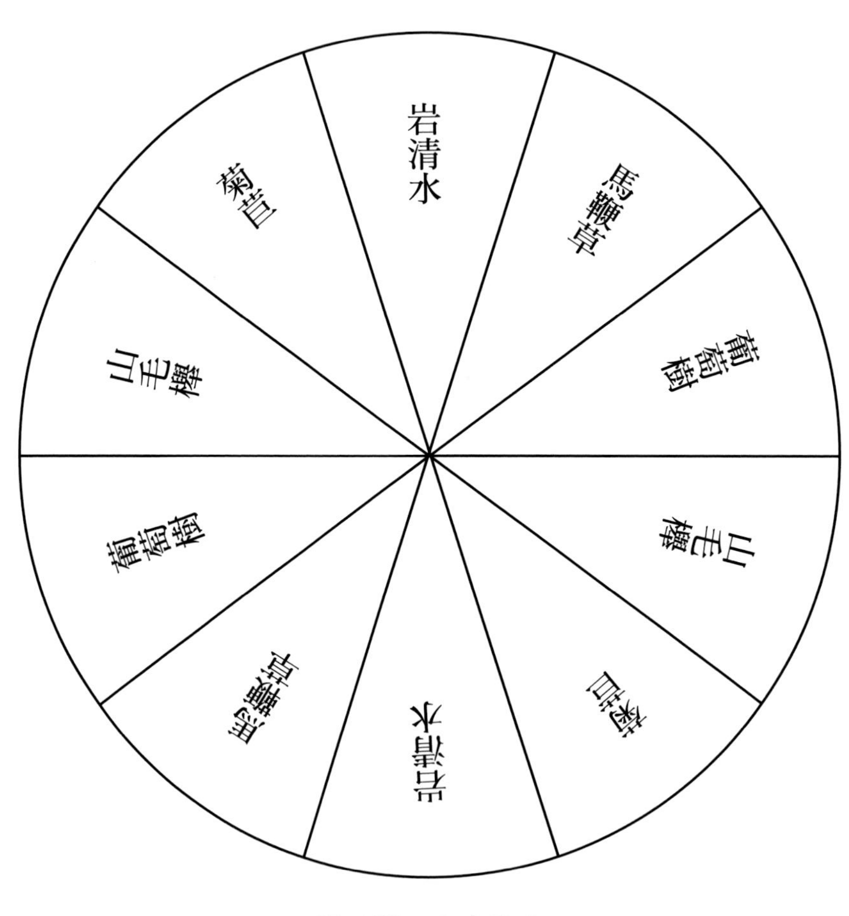

過度關心在意他人

能量閱讀

使用能量閱讀時，因為也包含了自我療癒，所以需要具備能量生物科學的知識和技術。某些開發者，與高我或天使、精靈等看不見的存在做連結來選擇花精的這種方法，也算能量閱讀的一種。

這種方法在進行時，用的不是我們的正常意識，而是必須要放鬆但又要保持覺知進入冥想的狀態。撇開那些很熟練隨時都能立刻進入冥想狀態的人，大多數的人大概都很難準確的閱讀出來吧。

對於一般大眾來說較為簡單的方法是，試著將頭腦放空，透過你的視覺、觸覺或直覺等，選出你在意的一瓶花精。但是在情緒激昂，腦袋嘈雜混亂，焦躁不安時，這種方法不只派不上用場，對於左腦型的人，可能還會變得更嚴重、緊張、混亂。

若想使用能量閱讀的話，建議可以參加由經驗豐富的專業花精師所帶領的工作坊，除非是有特別考量，否則對初學者來說可能有些摸不著邊際。雖然我自己主要也是使用能量閱讀方法，重點不在於「選擇的方法」，而是做出「正確的選擇」。

運用感受性的簡單技巧

一般人也可執行，運用直覺的簡單技巧。

❶ 採用自然材質的布袋，將全部的花精瓶或是挑選幾罐比較在意的花精放入布袋裡。

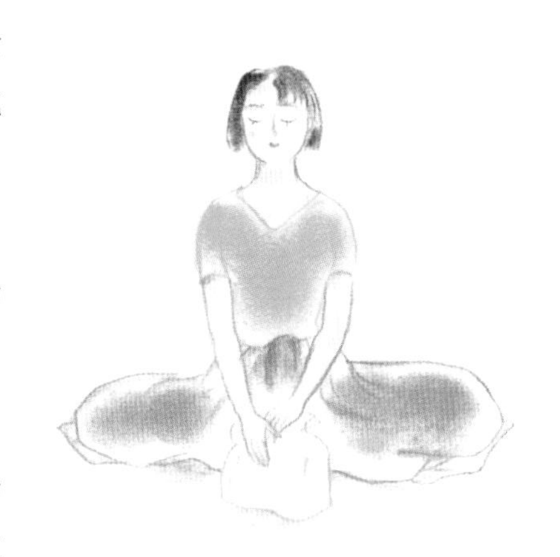

❷ 安靜的冥想，與自己設定的題目連結。

❸ 保持眼睛閉上，溫柔的碰觸布袋，向內在宣告想要從這之中選出自己需要的花精。

❹ 碰觸布袋的同時，請向花精們取得選擇花精的許可。擁有技法的人也可以請求高我或指導靈的支持。在內在得到許可的感覺出現之前，請持續等待。可能是言語、溫暖感、舒暢感，像是心裡突然有什麼進來了的感覺……因人而異，得到花精許可的訊息可能有所不同。

★如果得不到許可，請相信你的直覺，這一天就不要用這個方法。而且，心中有存疑的時候，容易受到思緒的干擾，無法與花精建立信賴關係。也有可能你是屬於左腦型的人，建議可以選擇其他你可以接受的方法。

❺ 當自我宣言準備完成、也感覺已取得花精的許可後，再一次將意識帶到你的議題與題目上。

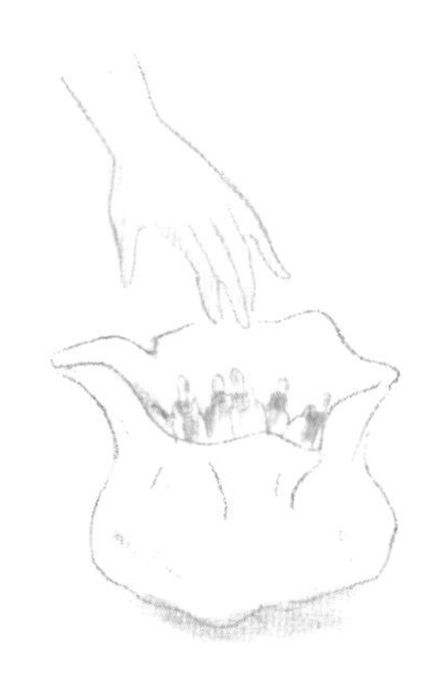

❻ 然後，把你在意的花精一個一個，從布袋中取出 6 種以內。左手有接受能量的特質，因此請使用左手取出。

❼ 選出的花精用兩手輕輕持握在胸前，一邊緩緩地呼吸，一邊感受能量。在你的內在探問，使用這個花精來調配好嗎？

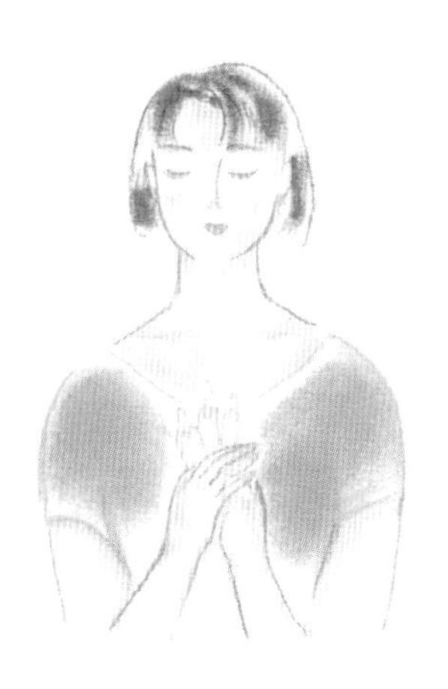

❽ 如果有感受到不調配也可以的花精，請移開你的胸前。

★在得出可以調配的 OK 答案前，重複 7、8 步驟。

❾ 如果 OK，就把選出的花精調配出來。

使用肌力測試、靈擺、能量閱讀等會使用到花精瓶的方法時，建議一開始最好不要看瓶罐標籤，也就是不要看花精名字來選，比較不會被思慮干擾。這種方法選出來的花精，即便一開始在意識層面還沒有意識到，隨著使用過程中，也會漸漸產生很深的理解。

除了這些方法，也有人使用穴檢儀來選擇花精，但目前這個方法，測量者的身心狀態會對測量出來的數值造成很大影響，有準確度上的問題，但仍令人期待它後續的研發。

雖然，目前已有各式各樣的技巧工具能供專業花精療癒師使用，但仍需有個案的覺察來輔助，要事先讓個案有明確認知。如果只是單方面的給予個案解答的話，答案可能會把個案框限住了，重要的是要協助讓個案能對自身產生自覺。不管選用哪種方法，本質若沒有愛、同理或理解的話，縱有技巧也無法活用。作為一個喜愛花精的人，在選擇花精時，請盡可能了解每支花精的意涵，實際的體驗它們，和花精瓶做好朋友。當你自身充分的體驗過後，如果你的親人或是要好的朋友也想試用的話，也可以為他們選擇。

各種情境下的建議花精

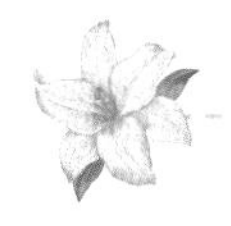

列舉一般常見案例，可能還有其他更適合的花精選擇。這裡僅提供一些建議，更重要的是要依據個人的情緒心理狀態來做調配。

酒精等的中毒
龍芽草、白楊、櫻桃李、野生酸蘋果、鵝耳櫪、落葉松、橄欖、岩玫瑰、胡桃

幫助實現夢想
水蕨、忍冬、聖星百合、岩清水、胡桃

生產
白楊、鵝耳櫪、溝酸漿、橡樹、岩玫瑰、聖星百合、急救花精

長期疾病調養
矢車菊、荊豆、橡樹

能量防禦
白楊、鐵線蓮、野生酸蘋果、紅栗花、胡桃

新生兒
聖星百合、胡桃

皮膚問題
野生酸蘋果、松樹、急救花精

旅行
水蕨、鐵線蓮、線球草、胡桃、橄欖、急救花精

★對交通工具的恐懼，建議溝酸漿、白楊、胡桃等

斷奶期
紅栗花

預防老化
忍冬

臨終
冬青、急救花精

虐待等造成的心理創傷
白楊、聖星百合

重生療法、前世回溯療法
聖星百合、野玫瑰

愛犬
菊苣、石楠

治療的停滯時期
龍膽、冬青、聖星百合、野燕麥

斷食
野生酸蘋果

愛貓
溝酸漿、水堇

★也可依據貓狗的個性而異

穩定治療及療程效果
白楊、胡桃

孕婦
鳳仙花、溝酸漿、岩玫瑰、線球草、馬鞭草、胡桃、急救花精

植物
鵝耳櫪、橄欖、葡萄樹常用的組合。可在澆花器裡滴進8滴左右。

害蟲 龍芽草、野生酸蘋果、急救花精
生長 荊豆、線球草、胡桃、急救花精
切花 野玫瑰、胡桃、急救花精
園藝 野生酸蘋果、胡桃、急救花精
移植 胡桃、急救花精

用語解說

重生療法 (Rebirthing)	有意識地透過過度換氣的呼吸方法來重新體驗出生，消除出生時精神或是肉體上創傷的一種療法。
前世回溯療法	相信輪迴轉世，也就是在相信有前世存在的前提下，透過催眠、呼吸、能量閱讀等的技巧，再次經驗前世，將當時所受到的精神或是肉體上的傷害消除的一種療法。

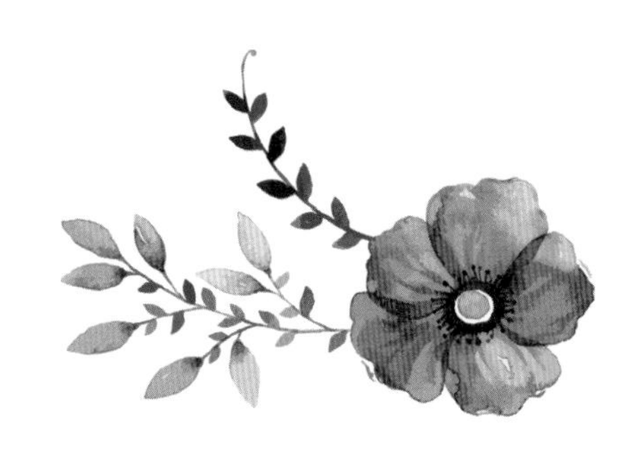

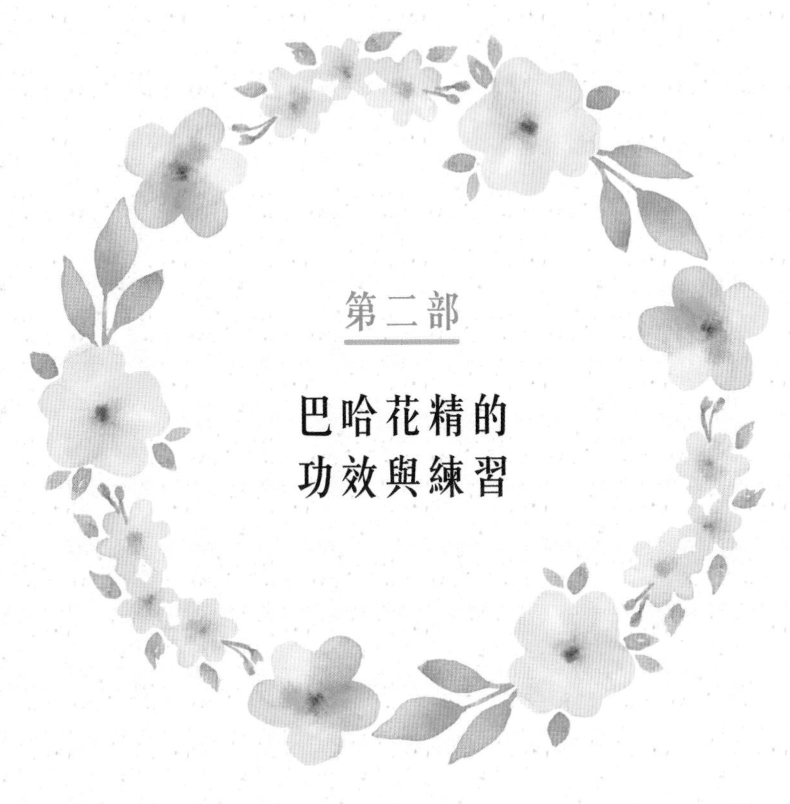

第二部

巴哈花精的功效與練習

Effect of flower essence and exercise

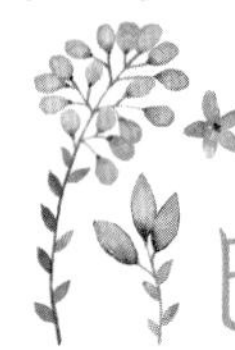

巴哈花精的七大類別

將39種巴哈花精分為以下七大類（含急救花精共8種）恐懼、不確定感、對當下不感興趣、孤獨、對周遭意見及環境過度敏感、沮喪絕望、過度關心在乎他人、緊急狀況。

對應恐懼的花精

面對所有恐懼時，
需要與內在光明連結。

01 Aspen　白楊
02 Cherry Plum　櫻桃李
03 Mimulus　溝酸漿
04 Red Chestnut　紅栗花
05 Rock Rose　岩玫瑰

對應不確定感的花精

關鍵是信任、連結心的直覺。

06 Cerato　水蕨
07 Gentian　龍膽
08 Gorse　荊豆
09 Hornbeam　鵝耳櫪
10 Scleranthus　線球草
11 Wild Oat　野燕麥

對當下不感興趣的花精

重點在於存在當下，專注於冥想。

12 Chestnut Bud　栗子芽苞
13 Clematis　鐵線蓮
14 Honeysuckle　忍冬
15 Mustard　芥茉
16 Olive　橄欖
17 White Chestnut　白栗
18 Wild Rose　野玫瑰

對應孤獨的花精

從孤獨到單獨存在。

19 Heather　石楠
20 Impatiens　鳳仙花
21 Water Violet　水菫

對周遭意見及環境過度敏感的花精

多留意內在的衝突很重要

22 Agrimony 龍芽草
23 Centaury 矢車菊
24 Holly 冬青
25 Walnut 胡桃

對應沮喪與絕望的花精

以下的花，每個人都可能在非常時期使用到。

26 Crab Apple 野生酸蘋果
27 Elm 榆樹
28 Larch 落葉松
29 Oak 橡樹
30 Pine 松樹
31 Star of Bethlehem 聖星百合
32 Sweet Chestnut 甜栗花
33 Willow 柳樹

對應過度關心在意他人的花精

跟人際關係有關，很有個性的花朵們。

34 Beech 山毛櫸
35 Chicory 菊苣
36 Rock Water 岩清水
37 Vervain 馬鞭草
38 Vine 葡萄樹

對應緊急狀況的花精

只要擁有這一支，就可以在緊急時刻提供協助。急救花精（混合以下五種花精）

櫻桃李 岩玫瑰
鐵線蓮 聖星百合
鳳仙花

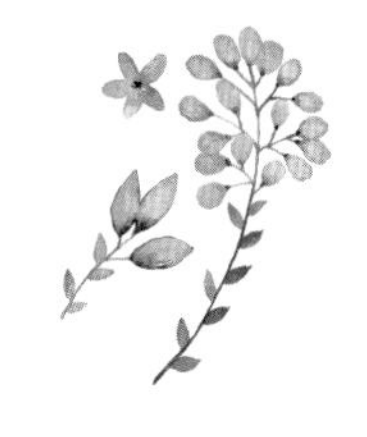

白楊

Aspen

迎向未知的勇氣，纖細敏感

學　名　*Populus tremula*

製作方法　1935 年・煮沸法

白楊是葇荑花序雄花及其較小的圓形雌花，在同株樹上開放，製作花精時兩種花都使用。

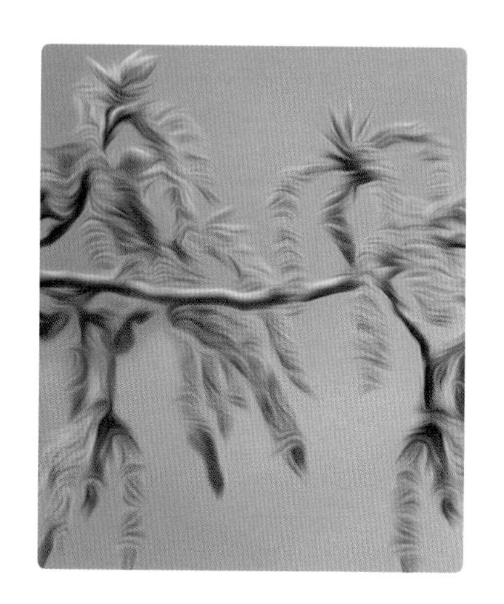

對無法預測的感覺或想法感到不安及恐懼時，這個花精會很有效。沒有明確理由及原因的不安與擔心，因為無法理解是從何而來，而陷入無法用言語表達的恐懼當中時，這朵花精可以給予支持。對於恐懼的理由不是很清楚，所以也不知該如何對應，或許也會害怕跟別人說，甚至也有被恐懼感壓倒而發抖出汗的。

舉例來說，對於無法理解的死亡或對宗教的恐懼、不知名的噩夢、對黑暗黑夜有說不出的恐懼、對未來茫然的不安感、女性遇到色狼時經常感到對暴力的恐懼、小孩因為迷信覺得自己房間有鬼等的恐懼。

這類人因為很敏感，擁有超五感，對於眼睛看不到的領域非常敏銳。不自覺的就接收到各種事物反應，到了混亂的場所或是擁擠的車廂，會感到比平常人更加的疲累。對於廢氣排放、飲酒過度或糖分攝取過多等一般認為對身體不好的事物都容易受影響。因此容易處在一種不知道會不會接收到別人或外界什麼的恐懼。

白楊可以為這類纖細敏感的人提供防禦。使用白楊時，可同時建立防護圈，使用能量工作、意象療法等的防禦法及淨化法也有幫助。

此外，恐懼時呼吸會短淺，因此感到恐懼時，保持呼吸也是很重要的一點。

這個花精對於受虐兒及遭受強暴的女性也有幫助。

白楊可去除不明原因的恐懼及不安，能讓你了解到那是沒有任何根據的。例如，進入暗處時的恐懼，是因為你把它劃上等號而產生的。這個花精會給予我們面對未知的勇氣，迎向恐懼的自信。相信所發生的，培養在人生路上前進所需的人格特質。即使懷有恐懼但仍能給我們勇氣在人生的路上前進。協助我們接納未知事物。

雖然纖細敏感是很棒的特質，但是一點點的勇氣也是必須的。這類人若是展現了正面的特質，他的敏銳度會對自己和他人都能產生助益。療癒師、治療師等就是能夠將這種特質以正面能量展現的一群人。

當我們相信宇宙之愛背後的力量，我們就能釋放恐懼。

對白楊有幫助的練習

這類對能量敏感的人，很容易從靈魂、夢、星光體的領域等接收到各種影響。可以製造一個保護自己的防禦光膜。當無法解釋的恐懼感來臨時、因排放廢氣等的汙染或是在混雜場所感到疲累不安時、莫名感受到反感的能量時、感到需要維持自我空間時，這個光膜都可以有所幫助。

每晚睡覺前把房間燈光關掉全黑的狀態下，一邊觀想自己周圍有一層藍色的光膜一邊入睡。可召喚你的高我指導靈或守護神在旁會更加容易操作。

至少一個月，每晚睡前持續做此觀想。這樣保護的光膜會在能量層面固定下來。然後在日常中需要的時候，就觀想這個保護光膜。

白楊型的人，使用這樣的觀想來自我護理是很拿手的。無需勉強，自然就會。即便一開始感到困難的人也只要習慣這個觀想後，慢慢地就能和光膜合為一體。在需要的時候，一瞬間就能製造出保護光膜。

02 對應恐懼的花精

櫻桃李
Cherry Plum

關於放手

學　名　*Prunus cerasifera*

製作方法　1935 年・煮沸法

櫻桃李，是初春開的白花。會結小小的如櫻桃般的紅或黃色果實。

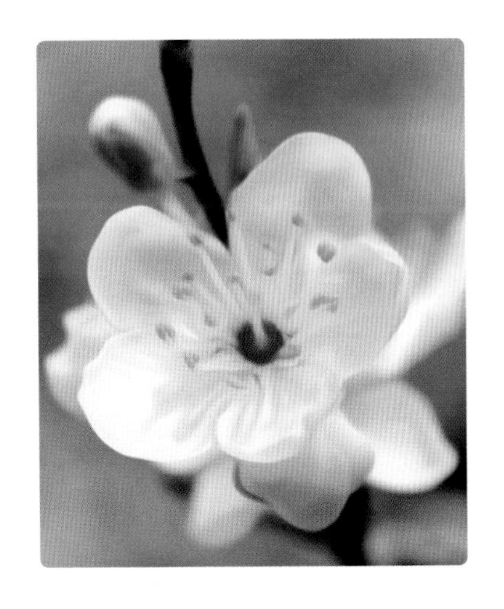

彷彿快失去控制般的恐懼威脅。精神不知道會變得怎樣、會不會被毀滅、害怕自己不知道會做出什麼事一般，櫻桃李是對於有破壞傾向的過於激動的狀態有效的一種花精。可能做出傷害人甚至自殺，被強烈的恐懼感所凌駕。對於像突然迸發的念頭或紛飛的想法、妄想、無法控制的衝動出現的時候都有幫助。

櫻桃李的狀態是，把所有的事情都自己承擔的人，內在神經質而容易欲求不滿的人，容易走向極端狀態的人。當有這種情形發生，本人通常會盡可能地去隱藏不要被他人發現。但是旁人從發直的目光、表情、手勢，講話方式等，可能就會注意到這個人處於櫻桃李的狀態。這種類型的人當中，可能有容易自殺傾向的人。

櫻桃李的狀態也可能是突然發生了巨大的轉化時，或面臨轉捩點的時候，經歷了很重大的體驗時。心理上雖然完全可以接受，但想法卻卡在舊有的模式裡。心與想法在自己的內在產生爭戰。但是，這樣的櫻桃李狀態從另一面來看，可視為人生中突破性成長的一大契機。

使用櫻桃李後有助於放鬆思考，取得心與思考間的平衡。且能變得理性，可以幫助克服極端的恐懼。增強精神面的力度、勇氣及自發性，有創意的運用內在巨大的能量，協助我們將內在智慧運用在日常生活上。幫助發揮直覺，培養接受真實自己的特質。與內在深處連結，融入生活之中。

你的心與思考正處於對立的狀態，但自己卻沒有發現。這時，眼睛會一瞬也不瞬像在凝視著什麼一般的表情。當處於這樣的狀態時，把花精滴在心輪附近會不錯。可以治療我們的思考與心。可以讓思考緩和，帶入心的空間。使思緒變得澄澈，保持思考與心的平衡，讓各自做好自己的角色，也能取得左右腦的平衡。

這個花精對於小孩的尿床問題也很有效，尿床的原因可能是有對囉嗦叫你做這做那的父母。或是有小孩撞牆壁、在地上打滾，自虐的情形時也可以使用，這些可能與父母的暴力有關。

櫻桃李是急救花精中的五花之一。有助於解除恐慌及歇斯底里，給頭腦帶來平靜安穩。

對櫻桃李有幫助的練習

在感到混亂的時候，感覺你的心輪（第四脈輪），做幾次非常緩慢而深沉的呼吸。心是我們信賴的場所，絕對不會受傷。

想像在我們的心輪中央，有一顆粉紅還是綠色的心型寶石。如果，寶石是混濁的，在它變得清澈之前在心輪持續的呼吸。想像在呼吸的同時，寶石的顏色逐漸變得清澈乾淨。

吸氣的同時，將你之中混亂的、恐怖的，所有負面的事物集中在這個寶石之內。

然後，在吐氣的同時，想像在寶石內的負面事物轉化成充滿愛與平和的粉紅或是綠色光芒。

想像這個光芒，灑落在你的全身。心型的寶石是將負面事物轉化為光的濾波器。

溝酸漿

Mimulus

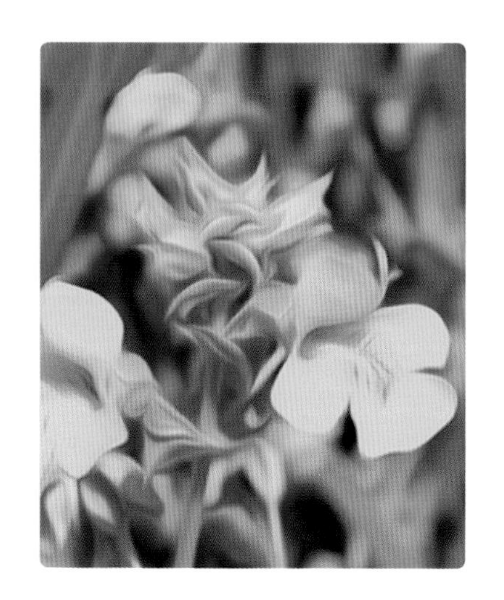

形式內的自由

學　名　*Mimulus guttatus*

製作方法　1930 年・日曬法★

溝酸漿是在水邊開的黃色花朵，喜好濕地，又叫猴子花。

這種類型的人中，有的人常常手是濕的。

這個花精對於知道恐懼原因的人們有效果。例如，不敢搭電梯、恐水症、害怕與人交談、害怕得癌症等，對具體的事物有所恐懼。對暴力鬥爭、高的地方、人際關係、父母、牙醫、打針、痛感、疾病、意外……等有原因的恐懼。因為這些日常中存在著的恐懼而退縮著。

這種恐懼與出生創傷（出生時的心理創傷）有關。漂浮在微弱光線及隔音良好的子宮溫暖液體中，透過臍帶得到養分的嬰兒，誕

★ 1928 年巴哈醫生一開始是用同類療法（從疾病中取得治療物質）的方式，發現這支花精。日曬法是 1930 年發明的。溝酸漿是最早發現的三朵花之一，其他兩種是鳳仙花、鐵線蓮。

生時突然接受到四周強大的衝擊。暴露在噪音、寒冷、強烈的光線下，與養分及愛的連結在恢復自然呼吸前也被阻斷。這類人一直懷著這種生產時感受到的恐懼。對於分離、受限的恐懼，對於被困在肉體這個形體之內的恐懼，感受到生存在地球這個物質世界當中的恐懼、對這類型的人來說，用肉體在這個現實世界中生存是個沉重負擔。

內向而害羞，看起來沉穩而優雅的人，卻常常臉紅驚慌失措。而有的人則是相反講話會變得很快。

或是在壓力下就會生病或頭痛的類型。神經很敏感，對於噪音溫度的變化、人群等的刺激感到不適應。呼吸短淺，感覺人生受限，就像弱小動物一般保護自己生存著。這當中也有像獅子一樣不將恐懼顯露於外，內在卻是老鼠類型的人，可能因為這類人從小就懷著小危機感吧。

這類人如果透過藝術表達感受性，內在會是很沉穩的藝術家類型。需要有自己的空間，一個人可以沉靜下來的時間是很重要的。

溝酸漿可以讓這類型的人神經緩和下來，幫助擁有理解及勇氣。對於有原因的恐懼、苦惱的人都有效果。

溝酸漿可以給我們勇氣及安全感去面對外面世界。融化恐懼、給予擴張感。接受現實世界中肉體的真實感，給予支持讓我們理解自己不受任何限制。協助我們將纖細的感受性化為正向的助力。

這類型的人，要意識到很多的狀況都是由思考而來，要去觀察是如何造成了這麼多的狀況，觀察我們給自己設下的限制，以及對恐懼有自覺是很重要的。不管什麼樣的狀況都是自己所選擇的。這些人雖然可以有更多的表現，但卻有無法適當反應的問題。

對溝酸漿有幫助的練習

- 感覺沒有自我空間時、沒有自信蜷縮起來的時候、緊張惴惴不安的時候，氣場也跟著萎縮起來。可能會有發冷盜汗、發抖，和聲調提高等。這個時候，請試著想像自己擁有比實際的肉體還要大一圈、兩圈的身體。

一開始在自己房間只有一個人的時候試試看，並觀察在更寬廣的空間時呼吸、身體、感受的變化。在一天當中即使 5 分鐘也好，來試著觀想看看。習慣以後，外出或和人在一起的時候也可以試試看。

擁有巨大身體的你，從比平常更高的視線看出去，你將擁有寬廣的空間，請帶著「我在世界的中心」的意識。藉由觀想這個意象，有的人可能會意識到隨著心理層面改變，呼吸與姿勢也產生了很大的變化。

- 你是不是有縮著身體的壞習慣？當呼吸短淺，身體內縮的傾向在肉體層面產生變化，思考及心情會如何改變呢？呼吸與恐懼是密切相關的。

感覺到身體內縮的時候，可以深呼吸並伸展身體，試著舒暢的向反方向大大的延展身體吧。

04 對應恐懼的花精

紅栗花
Red Chestnut

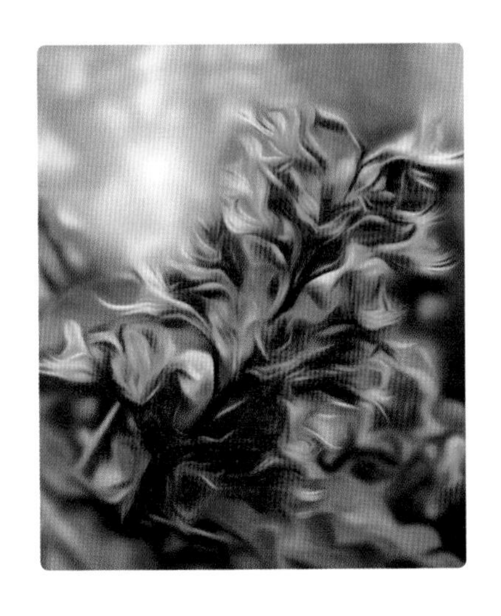

內在的感受性

學　名　*Aesculus carnea*

製作方法　1935 年・煮沸法

紅栗花是英國當地常見的植物。花朵是如血一般紅粉相間的顏色。

這個花精，與相互依存的問題息息相關。對於過度關心他人、尤其是自己的家人及朋友們的幸福及安全，結果卻犧牲了自己的人有效。他們關心他人，總是擔心最壞的事情會發生在對方身上。容易在精神層面上捲入他人的行為模式，投射在情緒或心靈上。這種特質通常是一時的狀態。

總是測到這個花精的人，有纖細而容易擔心的傾向。常對人懷有深層的恐懼，以及被愛的恐懼。許多出於愛的小小擔心，累積到最後成為巨大的擔憂。

例如，只要小孩稍微晚歸就坐立不安，因為過度擔心而無法離開小孩的媽媽，就是紅栗花負面能量的典型表現。被這種類型的媽媽照顧長大的小孩，可能會變成害怕自立成長的人。也就是小孩接受了母親的擔心，反而成為小孩自立的阻礙。關心親人、看起來無害的紅栗花，其實是在看不見的領域裡向對方擷取了能量。這種共依存的狀態，可能連對方或是本人都不知道。

如果父母過度保護，會傾向將此印象投射在他人身上，形成對人嘮叨的性格，除此之外，這個花精對斷奶期的孩子也很有效。

也就是說，這種負面的相互依存關係，常常在長大後也會投射在自己的配偶或戀人，以投射在他人上的方式持續下去。這種在感情人格層面的聯繫，顯於外的就是互相拘束的依存關係。操控與被操控的戲碼經常在無意識中上演，因此我們必須有意識地去覺察我們是如何與別人產生連結。

在依存的問題裡，常常有人會說「我一個人也沒問題喔」，而實際上是在說反話的人。而這樣的人往往會被制約與有相同條件的人成為伴侶。即使與人成為了伴侶，還是須以自身為首要，要能夠自立很重要。

雖然紅栗花精對於容易在無意識間支配他人的人有效，但若能在伴侶關係中有先照顧好自己的想法也會很有幫助。對於需要探究關係時也會有幫助。對於像諮詢師、看護等關懷他人的職業，紅栗花可以給予支持。

紅栗花除了可以加深我們與內在的連結，在與他人交流時不只能由愛出發更能尊重他人的自由。讓自我與他人不再只有依存關係，而是能用純粹的愛給予支持。

這個花精也會作用在透過情感與他人交流的第二脈輪。

對紅栗花有幫助的練習

強烈的「思想」能量，是很容易成真的。我們對所愛之人的負面擔心能量，很可能會實際招來一些對對方不太好的事情。當對所關心之人不斷浮起一些不太好的畫面時，請向對方送出你的愛與光吧。例如，想像對方被好多粉紅愛心的光所圍繞、被綠色光帶包裹起來的樣子等，試著將愛用更具體的視覺畫面呈現。

持續想像對方被愛與光包圍，直到那些不好的畫面都轉化為幸福的樣子。

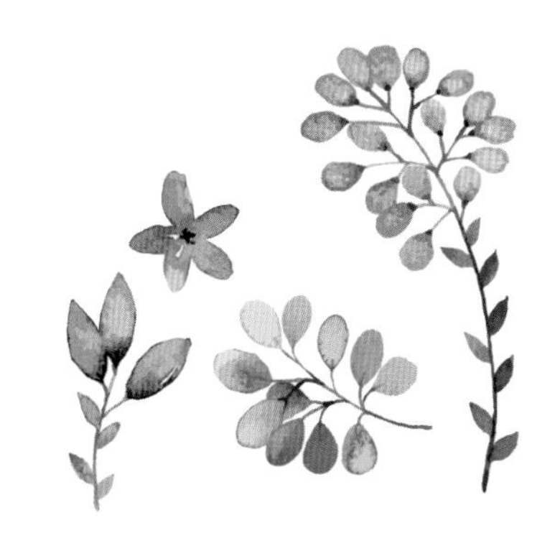

岩玫瑰

Rock Rose

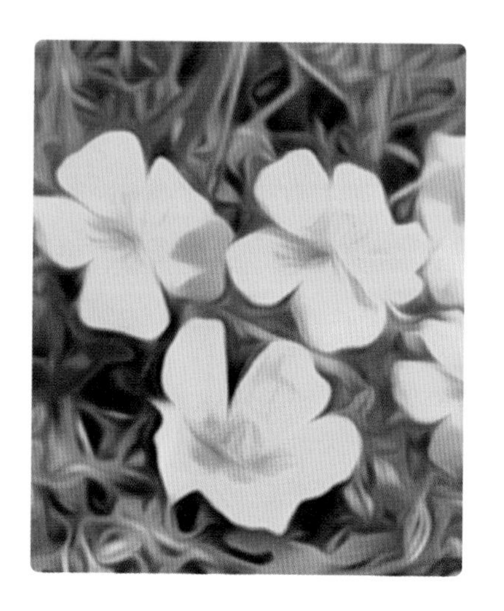

勇氣與超越

學　名 *Helianthemum nummularium*

製作方法 1932年・日曬法

岩玫瑰生長在白堊質丘陵、砂質多的石灰岩土壤，黃色的花朵會在初夏間綻放。

對於有如凝結一般的恐懼、極度的混亂、恐慌、噩夢等有效。這個花精作用在太陽神經叢，可以幫助釋放情感。只要感到強烈恐懼時就可立即使用。

好像就要喪失自我，不管做什麼都不對，事情發生得太快導致要傾盡全力去抵抗般、像面臨死亡與重生的震撼般，情緒混亂不定。就像是有人在你的胸口砰的一擊，或是感覺身體裡面的怪獸就要跑出來了一樣。彷彿生命或身分就要消失了一樣令人恐懼。當遇到這樣的狀況，可能會出現一時語塞、視線模糊、身體發冷等的肉體症狀。這個花精對於這類突發的情緒很有效。在遇到緊急或災害事故時，不只是受害者，所有在場的關係人都可以使用。

此外，對於精神不安定，或是被夢魘所擾的小孩也有效。

在自己的人生陷入迷惘的時候，或是內在的靈性旅程中碰上黑暗期時可以提供幫助。這種時候我們要堅信這些發生的事情是個好預兆，是為了即將來到的新事物做準備。這是一個放下我們僵化的個性，為了成為更大的自己的一個成長的機會，是死亡與重生的時刻。

這個花精為恐懼問題帶來真正的調和，同時也能讓心智恢復平靜，帶來平和的思考狀態。適合運作在恐懼的情緒，給予跨越混亂狀況的堅定勇氣。帶給內在堅定、信任的特質。只要內在有勇氣，我們就不會真的受到任何傷害。這個花精可以減輕恐懼、害怕，是急救花精的五花之一。

對岩玫瑰有幫助的練習

請有意識的深呼吸。我們在形容恐懼時常會說「嚇到停止呼吸」「倒吸一口涼氣」，而我們在感到恐懼時，還真的會停止呼吸。例如，發生事故遭遇災害等，驚嚇過後大吐一口氣可以讓我們放鬆下來，但我們常常會停留在停止呼吸的狀態，而忘了把那口氣吐出去。

幼兒期就頻繁的處於恐懼之中的人，長大後即使環境改變不再有危險了，還是保留了忘記吐氣的習慣。因為不允許自己放鬆，造成呼吸短淺，害怕危險要保護頭部的緣故，總是聳著肩膀呈現受驚的姿勢。

驚嚇過後，請有意識的吸氣，然後緩慢深沉的呼吸。充分的將氣吸進來，讓恐懼的想法隨著吐氣釋放出去。讓氣息在全身流轉，解除緊張感，釋放恐懼的情緒能量。沒有立即釋放掉的恐懼能量會滯留在能量體上，可能會造成乙太體的收縮或是偏斜。在經歷重大事件時，恐懼則可能會存留在比乙太體更精微的星光體，導致身心的不協調。

水蕨

Cerato

理解內在的力量

學　名　*Ceratostigma,willmottiana*

製作方法　1930 年・日曬法

水蕨是藍色的花朵。原產於喜馬拉雅，是人工栽培的植物，非野生的植物。

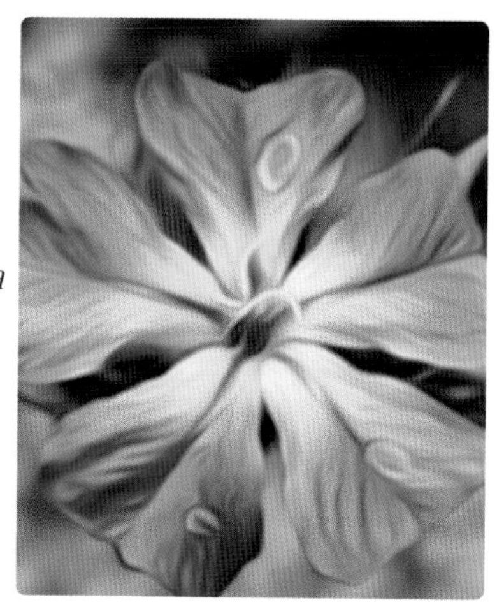

缺乏對自己的信心時，會需要這朵花精。水蕨對於總是對自己的判斷感到懷疑、迷惑，需要尋求他人建議的人有效。就像是在世界各地遊走，不斷向外詢問「我到底要做什麼好呢？」的人。這種類型的人，總是想要得到些什麼，或從別人那裏取得能量。內心深處即使知道自己想要的是什麼，也對自己的直覺和判斷力沒有信心。

他們是一群無法感到安心滿足，無所適從的人。總是模仿別人，易被流行左右，看起來有些膚淺。對他們來說改變是很容易的，容易人云亦云，別人怎麼說他們就怎麼做。

結果因為接收了太多的意見，反而變得更混亂。縱使收集了眾多的資訊，實際運用時卻不是很有效。因為聽從了別人的建議卻發現不是那麼順利的時候，才後悔說「啊，應該照自己原先所想的去做才對啊」。

他們不相信直覺的答案，而採取較安全的方式來做選擇。因此潛意識中逐漸產生矛盾，漸漸變得無法相信自己，與直覺的連結也就切斷了。

他們比起自己更想要符合他人的期待，水蕨的人需要他人的引導、再三確認、得到他人的認可，需要透過他人才知道自己該怎麼做。

當然，傾聽別人的意見是有需要的，但是更重要的是，確認以後要運用自己內在的覺察與智慧，靠自己做出最後的決定。

水蕨花精可以恢復我們自身的直覺、傾聽內在的聲音、取回與高我的連結。幫助加深內在的理解，相信自己的直覺判斷，然後付諸行動。這個花精作用在與視覺有關的第三眼（第六脈輪），可以為我們帶來清晰。

一般出生於先進國家的人慣用左腦，容易失去與自我直覺的聯繫。這種制約，從 6 ～ 7 歲左右入學接受教育開始，在這之前可能都還是很自然的成長。日本人這種傾向可說是相對多數，童年時期接受填鴨式教育，導致長大後成為水蕨型的人很多。

創造型的人是充滿好奇心，喜歡學習的。也樂於將所得資訊與他人分享，他們的內在擁有一種篤實與智慧。若能將水蕨的正面特質展現，他們就會成為這樣的人。

對水蕨有幫助的練習

- 水蕨型的人，首先要試著與腹部連結來思考與行動。

將意識放在下腹，肚臍下面 5 公分與腹部內側 5 公分的地方。向內在宣告「我的重心在此」。單是這樣就能把意識帶到腹部，感覺到安定。或許也會感到體重跟著變重了。

任何時候只要感覺受到外側影響時，請將意識帶回自己的腹部中心，確認雙腳紮實地與大地連結。當重心在腹部的時候，就像不倒翁一樣，不管何時你都能回到你的中心。

走路的時候，也請試著將意識放在下腹來行走。與下腹連結的時候，你就能與你的自我中心連結。當你能安住內在，就不會為外境所牽引，就是所謂走自己的路的感覺。

- 對水蕨型的人來說，想要覺察內在，冥想能夠有很大助益。

07 對應不確定感的花精

龍膽
Gentian

接受現實的勇氣

學　名　*Gentiana amarella*

製作方法　1931 年・日曬法

龍膽是紅紫色的花，生長在乾燥丘陵的斜面、山崖、砂丘。

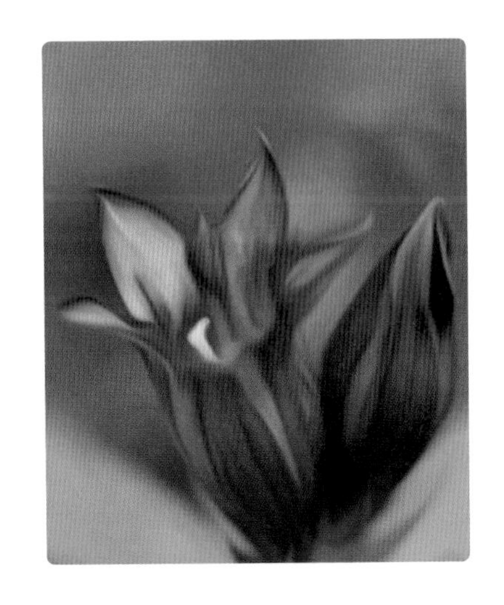

因為一些失敗、死別、被霸凌等一些特定的理由而陷入沮喪的花精。還有，重度懷疑論者的人，雖然很想相信，但卻什麼都無法信任，總是疑神疑鬼的人也適用這支花精。

對事情容易失望悲觀、容易沮喪的人，或一遇到困難立刻就感到挫折的人也有效。容易放棄的他們，相信自己無法做到。這種類型的人當中，也有喜歡享受悲愴，不管發生什麼事情都無所謂的悲觀論者的人。也有人不擔憂就什麼也不能做，也就是說，擔憂對他們來說變成是一種自然的狀態。

他們沒有把自己視為是宇宙存在的一分子。他們沒有意識到，事實上，是他們的心智創造出他們的實像。要從龍膽的狀態脫出，最重要的是，不管內在起了怎樣的鬥爭，都能如是接受。有克服問題的自信是很重要的。

這個花精可以除去懷疑，擴展我們的信任空間。即使遇到了困難問題，也能對自己擁有自信，相信會有正面的結果，給予再努力一次的信心與希望。幫助進入自己的內在。只要內在安定有安全感，就不會再是悲觀論者了。

放下「不是成功就是失敗」「不是贏就是輸」這種二元論的負面看法是很重要的。失敗、阻礙等這些乍看是負面的事件，在這之中其實是有什麼要讓我們學習，是宇宙給予我們的禮物。以學習的正面角度來看，是不存在勝負的。從這個角度來看，說全部的人都是勝者也不為過。若無法體會這些生在我們身上的事情，就會不斷重複同樣的事件。正因為有需要，這些事件才會發生在我們身上。

龍膽對於拒絕上學、長期失業、生病等內心懷有問題的人有效。還有對於在工作等長期壓抑自我感受的人也有幫助。也可以幫助建立信心。在治療之初對於各種療法存有懷疑、抵抗，或在治療停滯時期也可以有效幫助。

對龍膽有幫助的練習

針對自己目前狀況有哪些不好的地方，將想到的寫下來。接下來，將目前的狀況下，有哪些部分是好的寫下來。找看看，乍看之下認為不好的，難道沒有正面可取之處嗎？例如，失去工作，或許是為了鞭策自己向新的階段邁進，外部環境才會改變。讓我們可以在漫長的人生中，將時間花在真正想做的事上。

兩相權較之下，除了自己本身的看法，將一件事情從正面及反面再次確認後，突然間發現，原來我們是被自己的想法給支配，在不自覺中活在這樣的世界觀裡了。你是創造你的世界的人。你，就是「世界」。

08 對應不確定感的花精

荊豆／金雀花
Gorse

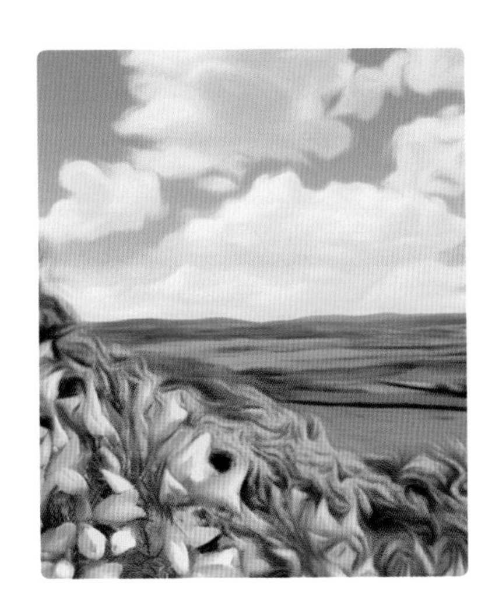

二元性，特別是歡喜與悲傷的結合

學　名　*Ulex europaeus*

製作方法　1933 年・太陽法

荊豆，黃色的花朵有綠色的刺，容易繁殖。在晴天的日子裡，這種花如椰子般的甜香會飄散到四周。常在路旁或道路的堤防見到。

荊豆對於失去希望的人、絕望的人、慢性憂鬱症有效。他們當中的人常臉色青白、眼睛發黃，有黑眼圈。

這類型的人，有慢性病的人很多，接受各種治療卻往往沒什麼改善。雖然願意嘗試其他的治療，卻沒什麼效果，於是越來越絕望。因為本人都覺得不會好了，所以事情就會照所想的發生。這個花精適合慢性病症，或生病後使用。

絕望狀態會讓病情惡化，失去希望對於病情是很危險的。多數連醫生都束手無策的病人，只要自己相信「我沒問題的」，就能讓能量朝不同的方向扭轉。只要自己相信發生的事情是不嚴重和保持希望，就是重回自身的第一步。

荊豆對於遺傳或有家族先天疾病的人也有幫助。接受並且相信這些過程是對自己有需要而發生的，這樣的想法可以在深處發揮轉變。接受自己的狀況與命運，相信一切都是最好的安排。請覺察到生命的奧妙，處於變化之中，調和那些永遠不會改變的事情。

荊豆的絕望感，相較於野玫瑰還稍微有點動力。野玫瑰的狀態是完全的被動，一點嘗試的動力都沒有。相對於此，荊豆雖然絕望，但可以客觀的面對自己的狀態，也還有想嘗試的念頭。

荊豆花精幫助我們不管是怎樣的狀態，即使是在絕望的狀態下，也能為我們再次帶來希望與力量，幫助我們跳脫惡循環，回歸自身。相信事情會有正面的結果，讓我們為了實現心中所想望的，懷著願意嘗試新方法的心情吧。

處於荊豆的負面狀態時，若能轉換心情放個假出國旅行也是很不錯的。

對荊豆有幫助的練習

持續處在痛苦的負面狀態時，請輕鬆坐著或躺著，看著晴朗的天空。想像自己的身體是一座清澈的湖，湖面映照著天空。和天空成為一體，請與你內在的天空連結。

然後，對著自己說「這個狀態，會過去的」。不管是好是壞，就如天空的浮雲一般，來來去去。不管發生什麼，終有結束的時候。這裡留下的將只有那一片雲朵都沒有的湛藍天空。不要把有限的時間和發生的事情畫上等號，意識到自己是永恆的存在。焦點不是那些來來去去的雲朵，而是那永遠湛藍的一片青空。

09 對應不確定感的花精

鵝耳櫪／角樹
Hornbeam

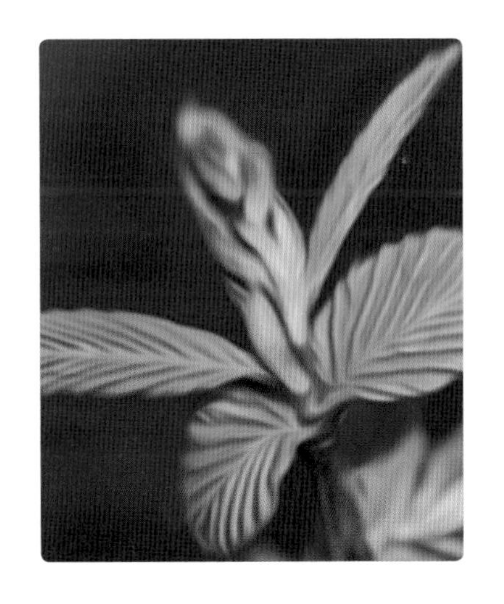

完成個人意志的力量

學　名　*Carpinus betulus*

製作方法　1935 年・煮沸法

鵝耳櫪，雌花與下垂的雄花同株開放，常見於森林或雜木林。

一直覺得非常疲累，例如那些早上起床說「唉，一天又開始了啊」的人。也就是所謂 Blue Monday(藍色星期一)，對於每天的例行工作感到無趣、沒有氣力缺乏熱情，感到厭煩的狀態。用天氣來形容就是陰天的狀態，灰色的感覺。對於這種人來說，一天非常的長，只是無趣的不斷重複著相同模式而已。他們可能是一直在公司做著同樣的工作等，生活陷入一個固定模式，變得沒有任何挑戰，感覺煩膩的生活。比起睡前，他們起床時更感疲憊。在開始工作前，一定要先來一杯咖啡或茶、菸才行。

這種類型的人，比起身體勞動更容易因為過度消耗心智而筋疲力盡，就像是只用腦工作而產生的疲勞感。對於多數在辦公室工作的現代人來說，應該有很多都是這一型。

這種類型的人，常有眼睛疲勞或壓迫感、頭部沉重、肩頸僵硬，全身倦怠感。這樣的狀態，突然一下子全部出現，導致身體無法消化。這個花精對於眼睛疲勞也有效，可以擦在眼睛和眉毛之間、眉間等。準備考試的時候、電視看太多、長時間閱讀時也可以使用。

鵝耳櫪對於用腦過度導致能量失衡時，可以讓頭腦偏斜的能量重新取回平衡。讓頭腦再次恢復清晰。

早上起床感到疲憊的時候，也可以幫助解除這個狀態順利出門去。

歷經漫長的疾病重新回到社會上時，或是要克服人生中重大的挑戰時，這個花精可以給予動力踏出新的一步，對於有壓抑傾向的人也很有效果。

對於沒有元氣的植物，也是很好的花精。

這支花精可以轉化我們的態度，擺脫日常生活中的停滯，把每天都當作是新的一天，開心地去體驗。恢復我們對日常生活、工作的喜悅，帶給我們熱情與興趣。讓我們對明天充滿興奮與期待。

這支花精比起單獨使用，更常與龍膽或橄欖等其他的花精一同使用。

學習新的事物最重要的是覺察。在全然不同的領域中，去挑戰看看也是不錯的。當出現了鵝耳櫪狀態時，做些運動等身體活動也是不錯的方法。在過度工作或是心智消沉什麼也不能做之中找尋一個中間值，平衡是很重要的。

除了觀察目前的疲憊狀態，找到能量無法運轉的原因也是很重要的。或許會突然發現，其實是現在的工作並不適合自己，這類人常有強迫自己做不喜歡的工作傾向。

對鵝耳櫪有幫助的練習

- 使用電腦、念書、學習等頭腦使用過度時，能量會集中在頭腦，此時需要讓能量重新回到肉體。不管是跳舞也好，伸展也好，請讓身體動起來。身體動了，能量也就會活動起來。
- 眼睛閉上，膝蓋放鬆兩腳打開站立。腳底紮實的踩在地板上，全身開始放鬆，一點一點地搖晃。搖晃時彷彿汽水瓶蓋一打開，無數的氣泡咻咻的上升一般。至少搖晃 5 分鐘。

結束時，安靜地站立著，試著感受全身。身體的外側好像被什麼包圍著一般不可思議的感覺，可以感覺到氣場的擴張，也可能有人會感覺全身麻麻電電的。肩膀、頭、後背都會變得輕鬆起來。

- 放鬆膝蓋輕鬆的站立，慢慢地吸氣，同時將雙手從兩側像畫圓一樣向上舉，吐氣時放下，連續做幾次，延伸你的氣場。有助於讓氣場的療癒能量向身體流動。

線球草

Scleranthus

平衡、安定

學　名　*Scleranthus annuus*

製作方法　1930年・日曬法

線球草，喜歡生長在砂或砂礫質的土壤，花朵不太引人注目。

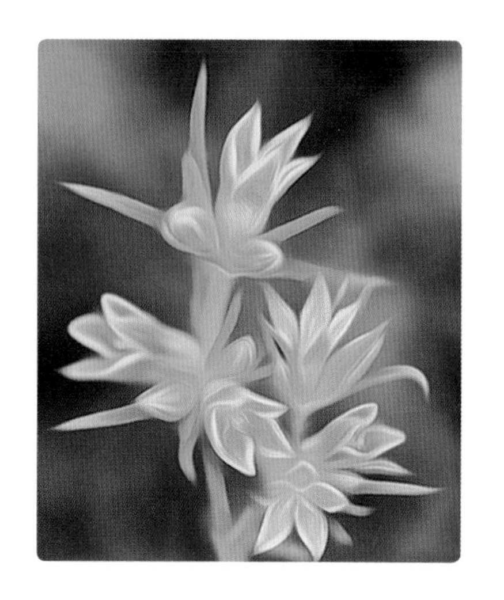

這類型是無法決定事物、優柔寡斷的人。例如，無法決定穿哪件衣服好，腦中總有兩個選項，無法抉擇，在兩個極端中間搖擺不定。遇到非做決定不可的事物時，就會開始在自己的內心爭論。

想法來來回回，當以為終於有了決定時，卻又重新回到最初的想法。有的時候能量滿溢，有的時候又完全沒電，以為在哭卻又在笑的樣子，一刻不得安寧。從情緒到行動，一直不斷地在改變。因為這樣的狀況，也無法得到別人的信任。

他們和水蕨類型的人不同，他們不會向別人尋求幫助，而是一個人苦惱。懷抱著自己內在的混亂，屬於內在衝突很多的類型。因為內在激烈的躁動，而失去了平衡。

這類型的人總是心神不寧無法鎮定下來。反映在身體層面上時，會有拉肚子或便秘、暴飲暴食或食慾不振等，在兩種極端狀態間反覆。因為耳朵與平衡有關，也有的人會有耳朵方面的問題。

線球草花精可以幫助確立個人想要的事物，達成該完成的使命。消除左右為難的行為模式，給予平衡與安定，幫助下決斷。與高我、內在的直覺連結，從中立的角度觀察事物、帶來無揀擇的覺察，並且帶來專注力，幫助聚焦。這個花精可以讓做決定變得很輕鬆。

線球草在人有不安定的情緒或感覺時可以提供幫助，對於優柔寡斷所帶來的精神苦惱也有效果。

旅行時，將此花精與水蕨一同使用也不錯，對於暈車會很有效。可以取得身、心、情緒的平衡，使人安定下來。

對線球草有幫助的練習

與 P.92 水蕨相同，請將意識放在自我的中心（腹部）。就像不倒翁的重心一般，覺察到自我的重心在此，不管怎麼動都會回到中心。

野燕麥
Wild Oat

生命的目的

學　名　*Bromus ramosus*

製作方法　1934年・日曬法

花梗下垂，是路旁常見的雜草。生長在人來人往的街道上，就像在一旁給我們鼓勵一般。

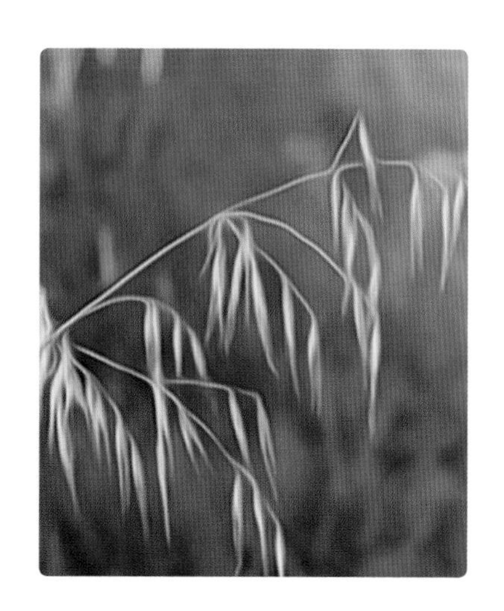

相較於線球草是在兩件事情中間做選擇，野燕麥是在眾多事物中不知如何做抉擇的類型。正處於找尋自己真正方向的轉換階段。

本來他們是屬於不用念書就能通過考試、不需特別努力就能成功、才華洋溢的人。然而，身懷百技卻無可發揮之處，置身於不符自己期待的環境或工作之中。雖然他們如此優秀，卻常突然沒有理由的就捨棄了建構多年的地位。

他們是很有野心的，想要成為某種大人物，但又無法具體說出是哪種人。這當中雖然有特別想成為的人，卻又覺得自己還不足。很想找到自己的潛能，卻又找不到，總是覺得「一定有什麼我該完成的特別的使命吧」。但對目前的自己，要在社會上實現自我似乎還很遙遠而感到不滿。

他們的能量有在流動，但卻沒有方向，漫無目地的四處遊蕩，使得能量都被分散了。他們的生命方式，不在生命之中，而在生命之外流動。所以不管做了多少改變也得不到想要的結果，不斷追逐、再追逐，如同逃生一般。這類型的人，常用奇特的方式走出自己的人生，回到社會就成為麻煩的嬉皮型的人。他們不是不想和人群維持關係，而是到不適合自己的地方會感到挫折。或是也有工作一個換過一個的。有時也會有暴食和第一脈輪的問題。因為不知道要做什麼事好，不自覺就會頻頻開冰箱找東西吃。請不要向外尋求滿足，更重要的是向內在尋求，傾聽內在的引導。放鬆、將意識轉向內心，自己到底想要什麼，請運用你的直覺來探尋看看。

野燕麥可以協助整合事物，統整能量。讓我們知道真正想做的是什麼，立定方向專心致志。了解靈魂的目的，步上真實的道路，幫助實現自我。他們原本就是才華洋溢的類型。當這股能量以正面力量來展現時，不管多少工作都能游刃有餘。一旦這類型的人和自我連結了，就什麼都難不倒他。將分散的興趣集中專注其一，就能夠徹底行動了。對待事物的方法也會產生轉變，從水平視點轉向垂直。這個花精在治療初期時使用很有效。在治療方向發生錯誤時，可以用野燕麥調整回來。適合在轉換工作等有方向性的變化時，或是在不知道該選擇哪一個花精時、內向型的人使用也適合。

對野燕麥有幫助的練習

不管多微小的事，也請探尋您的內心。「吃了這個蛋糕，我的內心會喜悅嗎？」

不要遵從頭腦，而要遵從你內心的喜悅。與什麼利害關係、理由、或目的無關，而是這個行為是否能讓你從內心自發地感到喜悅。首先，就從生活中的小事開始追尋吧。

12 對當下不感興趣的花精

栗子芽苞

Chestnut Bud

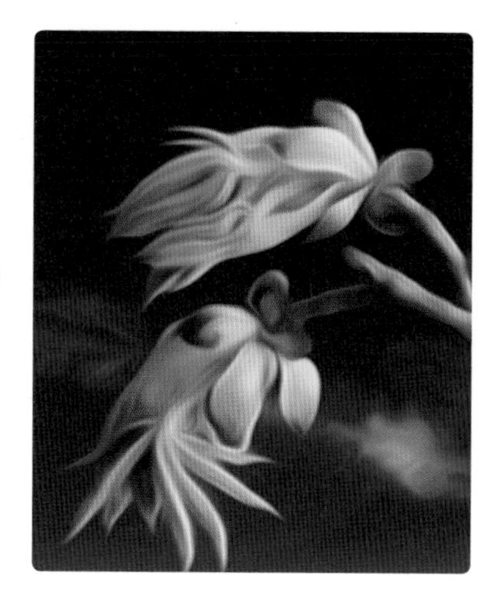

視野

學　名　*Aesculus hippocastanum*

製作方法　1935 年・煮沸法

栗子芽苞是白栗子花朵正要綻放之前的花苞。帶有黏性的外皮中，包裹著葉與花。

與深入觀察有關的一支花精。人們對於別人的事情看得很清楚，但對於自身的事情往往不太了解。

這支花精適合無法從過去的錯誤中得到教訓，不斷重複相同錯誤的人。例如，在與戀人的關係中總是用同樣的方式分手、總是和有同樣問題的異性成為戀人。或者，總在同樣的地方發生事故，像是「啊～又在這個街角發生同樣的事情了！」他們不自覺的敲著自己的頭說「怎麼又來了！」不斷的重複同樣的事情。

這類人對於過去發生的事情有逃避的傾向。為了忘掉過去的錯誤與失敗，不斷的迎接新的挑戰，但卻沒有從過去的失敗中學習，終究迎來相同的結果。這種人完全沒有意識到要好好的檢視自己的人生，主動的去面對它。這類的人在諮詢時常常會說「我早就應該學會了啊，為什麼老是犯同樣的錯誤呢」，類似的話可能會聽到好幾遍。

栗子芽苞，在小孩身上也常常使用。這類型的小孩，總是會讓你感覺他像不在「這裡」，有些笨拙、注意力不集中、經常發呆，考試總是錯在同樣的地方。

栗子芽苞花精，可以幫助我們「看清楚」，幫助我們帶著點距離從有趣的角度來觀察自己。為了可以學到東西，心智也會變得柔軟起來。給予深思熟慮的特質，了解過去的經驗是未來的基礎，可以從中學習。即使是沒經歷過的事，也知道該怎麼做。

犯錯並不是壞事。為了不要犯同樣的錯誤，好好的檢視錯誤，理解背後的意義是很重要的。也就是，經歷新的錯誤是很重要的。因為所有發生的事都是人生要教導我們該學習的課程。

這支花精也是能幫我們打開與視覺有關的第三眼（第 6 脈輪）天賦。

對栗子芽苞有幫助的練習

結束了緊張的一天，放輕鬆來將今日一天所發生的事情做個檢視，做每日的觀察筆記。對於今天發生的事，你做出了什麼樣的應對及反應？你有什麼感覺？有沒有曾經發生過類似的情形？你從中學到了什麼？其中有什麼課題？

在記筆記的過程中，養成自我反思的習慣，下次該怎麼改進，漸漸的就會產生洞見。

鐵線蓮
Clematis

臨在，落地

學　名　*Clematis vitalba*

製作方法　1930年・日曬法★

鐵線蓮又叫做老人的鬍鬚、旅人的喜悅。生長於圍籬、矮灌木叢、森林等白堊質、石灰質土壤。與花店常見的鐵線蓮不同。

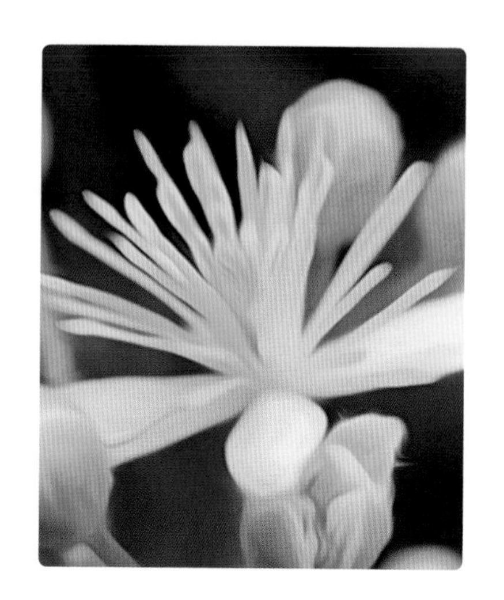

鐵線蓮的人遊走在想像與現實之間。他們是夢想家，對所在的現實世界不感興趣，活在未來的世界中。對未來充滿想像力與創造性，愛作夢。他們任由思想奔馳於未來，甚至因此妨礙了現實生活的喜悅。

這類型的人，遇到難題的時候，會把自己封閉起來，逃到他虛幻的夢境或未來世界去。充滿浪漫情懷、愛好閱讀，喜歡一個人獨處。以至於日常的生活變得不太靈巧。

★最初是1928年巴哈醫生用同類療法（從疾病中取得治療物質）的方法，發現這支花精。是最初發現的三朵花精之一。其餘兩支是溝酸漿和鳳仙花。

他們沒有集中力、散漫而空虛。記憶力也不是太好。例如，忘了為什麼來到這個地方「咦？我來這裡做什麼？」或是，跟他講話，常常沒有在聽。視線總是飄忽或是看向遠方、突然恍神、動作緩慢。缺乏現實感，總是迷迷糊糊、掉東掉西，或許還容易發生事故。像這樣，在現實生活中，很不靈活的生活著的人。

這類型的人，需要比別人更多的睡眠。總是覺得睏，就算起來了也還半夢半醒，睡眼惺忪的樣子，像沒有在現實世界中甦醒一般。

他們沒有和現實連結，活在內在的想像世界中，也沒什麼攻擊性或野心。有的人即使生病了，因為對活著沒什麼興趣，所以不會採取積極的治療，或許還嚮往著死後的世界呢。對現實世界漠不關心的他們，即便在這肉體生活著，但在某種涵義上也可以說是一種消極的自殺狀態。

因為身體不太扎根，所以身體不會太強壯。臉色不好、手腳易冷，能量不流動。沒有真真實實的生活在這個土地上，沒有落地的感覺。視覺、聽覺等都是以內在為導向，所以就產生了外在機能的相關問題。

鐵線蓮類型的人，喜歡期待著什麼。這個花精幫助他們在注意著未來的同時，也能了解現實裡發生了什麼事。給予臨在、我在此處，在這地上扎根的感覺，帶來對現實生活的興趣。若要從生命中獲得更多的禮物的話，重要的是要更深入的去體會。當根扎得越深，就能飛得更高。

鐵線蓮對在各種壓力下會從現實中放空的人有效。鐵線蓮表現在正面的特質時，或許可以發揮他在藝術方面的創造性。可以在繪畫、音樂等創作方面注入自己的能量。這個花精，可以取得現實與想像世界的平衡，可以幫助他們把藝術的才能引出來。因為他們是想像力非常豐富的人。而鐵線蓮也是很多療癒師的類型花精。

鐵線蓮是急救花精的五花之一。緊急狀況時，感到要昏過去般的壓迫感、失神或昏睡狀態、感覺麻痺時都可以用。

對鐵線蓮有幫助的練習

- 鐵線蓮型的人，在能量層面沒有和大地連結，與水蕨相同，要謹記保持於中心，將意識帶向腹部。為了讓能量流到下半身，多活動身體、曬太陽也是很重要的。有意識的腹式呼吸也不錯。透過園藝或農務，活動身體同時又有很多機會可以和大地接觸，對於下半身能量的流動也很有幫助。
- 以顏色來說，紅色或橘色等的暖色系，可幫助活化下半身的脈輪。試著穿著暖色系的服裝，尤其是下半身。例如，若是比較深的層面需要的花精，我們容易會產生抗拒，或看到花卡時會產生「討厭」的感受。同理，對於顏色，我們也會傾向否定其重要性，偏向靈性或是精神性的人，喜歡藍色或紫色，可能會不喜歡暖色調。但為了讓下半身能量流動，可能要慢慢地習慣接受暖色調。
- 我們肉體所存在的這個世界，具有我們要在這裡學習的理由。再美麗的東西，如果只是空想而不去執行，我們將永遠無法在這個三次元世界中實現。擁有豐富創造力的這類型的人們，例如，繪畫或是文章創作等，將自己的創作以實體呈現出來吧。藉由化無形為有形的過程，來整合自己內在與現實世界。

14 對當下不感興趣的花精

忍冬
Honeysuckle

臨在，我在此處

學　名　*Lonicera caprifolium*

製作方法　煮沸法

這朵花精選用的花，用的不是一般常見的黃色忍冬，而是較稀少的野粉紅色品種。巴哈醫生是在維農山莊家中的庭園，發現這朵花。

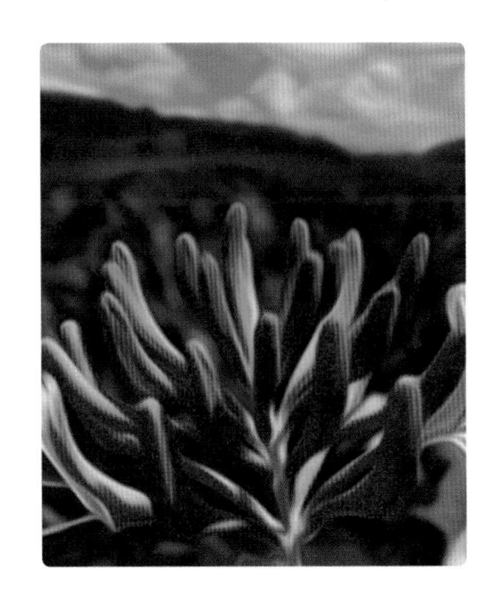

活在過去，有懷舊傾向的人們。他們懷著對過去事件的鄉愁，忘了在現實生活中的挑戰。努力的緬懷過去，對於當下不感興趣。像是老人家話當年一樣，總是懷念過往的美好時代。不喜歡變化，沒有活在當下。腦袋只想著過去，不知道如何好好享受現在。他們當中，常會周期性的夢見過去。

例如，丈夫過世的女性，仍然持續過著和丈夫生前相同的生活；破產的人懷念以前事業成功的樣子；出社會後想回到過去快樂的學生時代等等。或是對過去發生的事情感到後悔悲傷、有罪惡感，無法生活在現在的人，忍冬都有效。例如，對過去的戀人無法忘懷，造成其他異性無法入眼的人，困在造成目前負面狀態原因的事故或失敗裡。過去重大事件造成的創傷，使得在遇到相似情況時，會被那相同的強烈情緒及感覺所混亂的人，這個花精可以提供幫助。

重要的是放下執著，讚賞生命的每個瞬間。過去與現在是環環相扣的，過去發生的美好，可以為你現在所用。為什麼呢，因為過去造就了你此刻的瞬間，跟隨自己的興趣或是令你感到興奮的事物，或許就是一個轉機。一個好的說書人，是可以將過去故事中的智慧運用在現在。

這個花精可以幫助我們活在當下。接受現實，從變化的歷程中帶來成長。切斷過去的影響及執著，將過去學到的經驗，用正面的態度運用在現在。緬懷過去的同時，也要放眼未來及當下，就能充滿喜悅的生活著。

忍冬在綿綿不絕的鄉愁時可以使用。以及搬家、不適應新家時都可以使用。使用在前世回溯等需要與過去連結的療程中，也可以提高療癒效果。

對忍冬有幫助的練習

對於過去尚有執著及後悔時，可以寫一封信給過去的自己，或是無法忘懷的人，這是讓一切告一段落或了結的自我療癒。那時所想的，真正想說的話、想做的事、想原諒的、想感謝的……，不管是什麼，將你所想到的寫在信上吧。

藉由寫信，或許可以發現一直以來沒有留意到的自己。而書寫也有助於整理過去及做一個完結。請將寫完的信燒掉或是埋進土裡，藉由火或土的淨化之力放下過去。

15 對當下不感興趣的花精

芥茉
Mustard

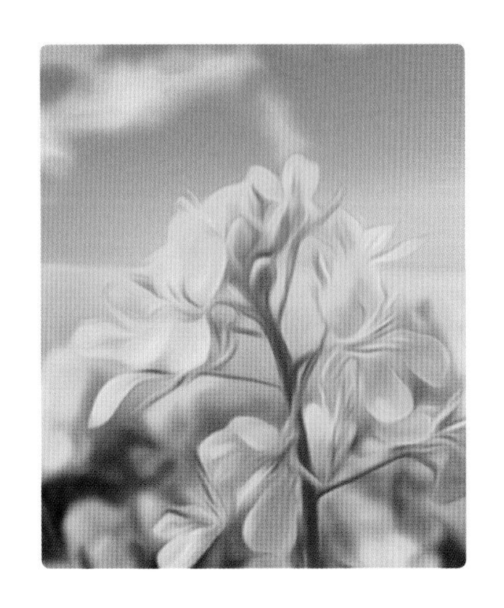

信賴

學　名　*Sinapis arvensis*

製作方法　1935 年・煮沸法

芥茉是與油菜相似的黃色花朵，即使在貧瘠的土地上也可生長。

這個花精主要是與一時的心境有關。沒有原因的陷入憂鬱或絕望，感到低落的時候，早上起床時像烏雲密布一般悲傷湧上心頭。沒有明確理由就陷入這種低落狀態，就像烏雲一般來了又去。因為沒有原因，所以也沒有對應的方法，也不知這種狀態之後會不會再出現而感到恐懼的人。

這種時候，動作會變得緩慢，在精神面上失去做任何事的動力。不管是靈魂或能量，皆處於低下的狀態。意識抽離，沒有辦法好好地看待事物，一切只是浮光掠影一般，甚至覺得自己很陌生有種微妙的感覺。周圍的人可能都會察覺到，因為處於芥茉的狀態下是很難隱藏的。若是想要嘗試隱藏這個狀態類型的人，需要再調和其他花精。

在成長、確立自我，邁向新階段的過程中，常常會出現芥茉的負面狀態。使用芥茉後，可以讓烏雲散去。即使烏雲再度來襲，我們也可與它保持距離觀察它。為黑暗帶進光芒，給予輕盈感、幸福感、喜悅、信賴，帶來安定的感覺。

對芥茉有幫助的練習

試圖從芥茉狀態下逃離或掙扎的話，反而會有反效果。請不要嘗試與烏雲對抗或想隱藏，而是完完全全的接受自己的狀態，與這個氛圍共存。

接受芥茉的狀態，然後進入這個氛圍之中。聆聽符合自己心境的悲傷音樂、讀讀小說、把房間燈光調暗，裹著棉被蜷曲在裡面，完完全全的浸潤在悲傷裡。只要這樣，能量就能夠轉換。

16 對當下不感興趣的花精

橄欖
Olive

再生

學　名　*Olea europaea*

製作方法　1934 年・日曬法

橄欖常見於地中海地區。小小的白色花朵成群開放。最初是透過巴哈醫生的朋友，在義大利發現它的功效。

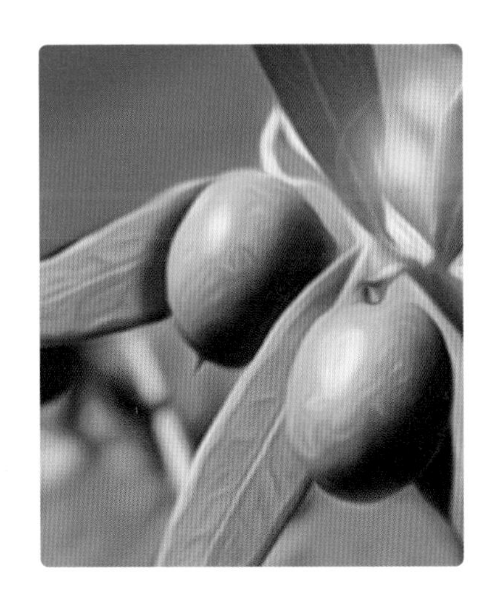

肉體的疲勞、與情緒相關的心智疲勞、工作過度、睡眠不足等，在精神、肉體層面全面的消耗殆盡，精疲力盡的狀態。像這種極端而慢性的進展狀態，就可說是橄欖的負面狀態。相較於此，鵝耳櫪的疲勞狀態則是一時的，且心理部分的原因比較多，需要做些什麼的狀態。

不重視靈魂的感受時，就容易變成這種狀態。反覆不斷的做直到精疲力竭的人，只是不斷地注入能量而已。付出與給予取得良好的平衡，才可說是健康的狀態。他們不斷的注入能量，卻忘了釋放能量。選到橄欖的時候，有過度驅役自己的傾向，需要注意是否有勉強自己做了什麼能力範圍以外的事，且需要學習運用能量的方法。

這個花精代表著再生、復活。能給予身心力量，恢復活力，重新補充能量。即使在極度的壓力之下，也能夠從容的面對。有助於了解自己的能力範圍。

在使用橄欖的同時，也可以去醫院做一下檢查，了解這個狀態的原因也很重要，說不定是有什麼特別疾病的徵兆。

在長期對抗疾病之後，能量用盡，什麼都提不起力氣時，也可以使用橄欖。長時間照護病人筋疲力竭時也可以。療程中感到過度耗盡的治療師、療癒師、或醫生等都可以使用。

橄欖，與純淨的能量有關。當你覺得能量到了極限，就會感到疲累。能量是源源不絕的……只要這麼一轉念，肉體的疲勞也能消散。請不要局限於個人有限的能量，而是和宇宙存在全體的無限能量，合而為一。

橄欖是生長於貧瘠土壤，生命力很強的植物。在地中海地區，為了長壽而使用橄欖。不如在疲勞的時候滴橄欖花精在浴缸裡，泡一個舒服的澡如何？

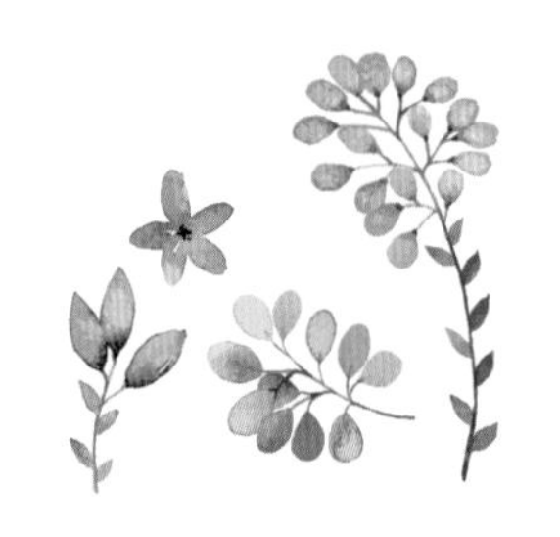

對橄欖有幫助的練習

- 給自己足夠的時間，好好的休息吧。覺得很疲勞的時候，可以去接受一些像是按摩等的身體療法、或是氣場療癒等的能量工作。
- 就像不流動的水就會腐壞，能量要維持乾淨就要不斷流動。從宇宙間取得的能量，想像將之給予大地是很重要的。你是，宇宙與大地連結的管道。

從頭頂接收宇宙如瀑布一般傾瀉而下的能量，清洗你的身體內外，再向下流向大地深處。能量通過你之中的同時，你的身心都被洗淨，疲勞也被消除，充滿了純淨的能量。也可將橄欖滴入水中噴灑全身後，進行這個冥想。

- 採輕鬆坐姿，想像自然界中各種給予我們力量的事物，包圍著我們的內在。

例如，感受充滿旺盛生命力的健康樹木，觀想這棵樹木在你之中。感覺他的清新、年輕、生氣勃勃。或是，感受早晨最耀眼的太陽，感覺這個太陽在你之中。太陽的溫暖、強大力量，擴散在你之中。實際到大樹旁或是有朝霞的海邊，坐在自然的環境中觀想，會更有效果。

白栗／西洋栗木
White Chestnut

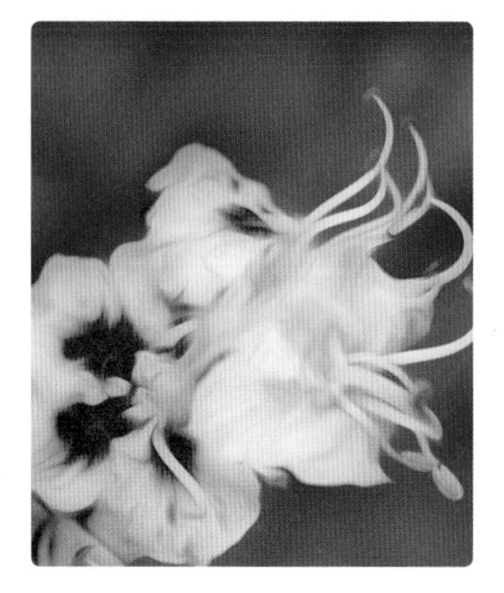

頭腦清晰

學　名 *Aesculus hippocastanum*

製作方法 1935 年・日曬法

又稱為七葉樹。通常雄花在上方，而雌花在下方開放。白色的花上有深紅和黃色的斑點。

這個花精對於腦中陷入反覆的思考，頭腦無法停止擔心，陷入精神的爭論等過度思考時有效。處於思考不斷的空轉，無法清晰有創造力的運用狀態。腦袋像堆滿垃圾，無法控制不停思考。鐵線蓮類型的人喜歡逃避到心智之中享受幻想。但是屬於白栗花類型的人，心智並不樂在其中。

被困在未了結或是重要的問題上，無法應付眼前的事物時，就會變這樣的狀態。各式各樣的想法在腦海中交錯著，思緒變得散亂無法順利運轉。

例如，當你對某人說了一句話後，馬上就想到「啊，當時我應該這麼說才對」，腦中出現各種的想法。結果，把所有的想法在腦海裡兜了一圈，最後就厭惡起自己來了。

這個狀態下如果不好好休息，可能會成為失眠的原因。誰都有過思緒接二連三地冒出而睡不著的經驗。常常出現這種情況的人，很可能就是屬於這種類型的人。或總是在黎明時分同樣的時間點醒來，被各種思緒所凌駕而睡不著的人。

這個類型的人因為用腦過度，總是處於精神緊繃的狀態下，常有頭痛或頭部沉重感、眼睛痛、睡眠短淺的症狀。因為能量全部集中到頭腦，導致身體沒有能量，也沒有辦法集中在重要的事情上。

這個花精可以除去不必要的思緒，讓精神狀態恢復穩定，給頭腦帶來平和。使思考變得清晰，給予洞察力，對應需要優先處理的事情。

心智不是我們要對付的敵人。我們不該是被心智控制，想要更輕鬆的駕馭心智，就要更有創造性的去運用他。

對白栗有幫助的練習

- 要舒緩精神的緊張，可以採用呼吸法、放鬆，或是冥想等方法。為了讓集中在頭部的能量往身體流動，讓身體動一動也會很有幫助。

可以採站姿或坐姿，從鼻子進行深層而快速的呼吸 5 分鐘。放鬆你的下巴、肩膀、膝蓋和腰部，跟隨著呼吸律動。要如何將大量的氣息吸進身體，又要如何從身體排出大量的氣息，身體全都知道。

從鼻子緩慢而細長的吸氣，吸進身體裡，吸飽吸滿，然後止息。到極限以後再緩緩的從嘴巴吐氣，吐乾淨，然後短暫的休息一下。重複進行三次。

結束後，花個 5 分鐘讓自己慢慢舒緩下來。有的人可能會感受到身體流動的振動感，或是能量滯留部分帶來的痛感或壓迫感，或是感受到身體的左右或是上下不平衡的感覺被強化了。

這個短短的冥想，可以讓頭蓋骨比較鬆動，解除頭部的緊張。集中在頭部的能量可以流向全身，讓身體煥然一新。

- 把集中在頭部的能量洗掉。可以實際的去沖澡，或是在觀想中借用水之力量。然後想像頭蓋骨缽內的水，逐漸變得乾淨清澈。（想像這個缽是存在頭蓋骨內圓形如金魚缽一般的器皿）接著，隨著深呼吸，想像把頭蓋骨缽內存有的純淨能量，從頭部到脖子，經過脊椎，盛滿到骨盆的缽裡。
- 唱歌。在口裡哼著不是言語也沒有任何意義的音樂旋律，大口大口的呼吸，身體也自然地舒展擺動。把所有在意的事情，和這不成語調的歌聲一同向外吐出去。
- 請想像你脖子以上的頭不見了，那麼「你」會在哪裡呢？在心上？還是在腹部？

18 對當下不感興趣的花精

野玫瑰
Wild Rose

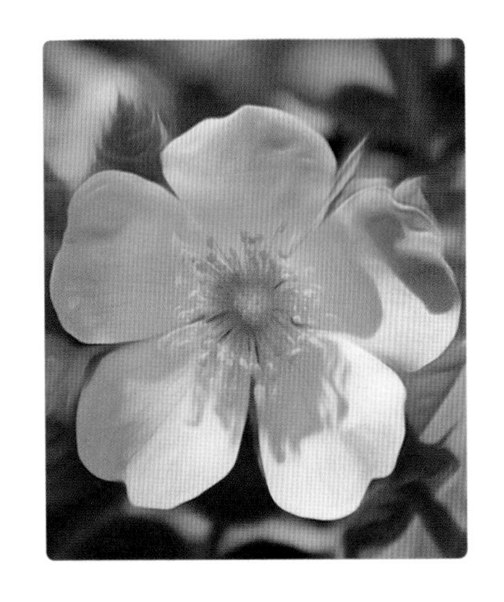

參與人生

學　名　*Rosa canina*

製作方法　1935年・煮沸法

野玫瑰，又叫狗薔薇。
開在綠籬笆、雜木林，
或森林周邊。

這個花精對於忽略自己的人生、放棄全部人生，像空殼一般沒有任何感覺的人有效。這類型的人，沒有接受生命是宇宙給予我們的禮物。他們失去對生命的樂趣與慾望，失去對人生積極的期待。絕望、自我限制、沒有力氣、對事漠不關心，對事情的想法也很負面。

即使是遇到一個不算是很嚴重的問題，他們連抵抗或是嘗試一下的意願都沒有。也不是說有什麼特別的不滿，他們對自己的狀況感到理所當然，只是沒力氣，任憑自己持續處於這種負面狀態。用一種緩慢的方式在放棄人生，逃避與生活相關的事務。說難聽一點就是，像蔬菜一樣活著的植物人。

他們討厭任何外來要介入自己的事物，總是坐在最邊邊，還沒參加就想離開，也討厭行動。就像是在人生這一條流動的河川，他們就只是坐在岸旁遠遠眺望著，絕對不會想要縱身跳進河川裡。

例如，逃避性愛的人、敷衍了事的持續做著相同的工作的人等，就是野玫瑰類型。「我就是這樣，沒有辦法啊」「啊，這樣啊，這是我的人生嘛」「再怎麼努力，也不會有所改變的吧」「這是正常的吧，哪裡不好了」像這樣的狀態，沒有生氣，相當無趣的人們，和他們在一起，身旁的人也會陷入沮喪吧。

野玫瑰的狀態感覺很像是嬰兒時期向母親尋求關注，卻不管怎麼哭泣也得不到反應，最終只好放棄。

他們會用沒有起伏、單調的聲音說話。不過，這類型中也有人會用物質填滿自己內在的空虛感，而初見讓人誤以為他們是很活躍的人。

他們必須要迎向改變。這類型的人，可能需要長期使用此花精。野玫瑰花精是和所有人生有關，能支持我們活出生命的豐盛與活力。有創造力、好奇心、賦予動機、積極、幽默、滋養歡樂，帶來對生命強烈的熱誠。也能夠享受與友人共渡的美好時光。也可以在進行心理療法時併用的一支花精。

對野玫瑰有幫助的練習

- 如果長時間處於痛苦之中，人為了自我保護，會變得什麼感覺都沒有。要演變成這種狀態需要一段時間歷程。建議可以接受療癒過去的療程，來釋放過往。

在野玫瑰的狀態下，能量是沒有流動的。為了讓身體取回活力和豐富的感受，可以接受呼吸相關的療法或身體療癒等，讓能量恢復流動。即使不是立刻有良好的改善，也不要焦急，請定期的接受療癒。

- 如果，你是針對特定事項會產生野玫瑰症狀。請從你記憶所及之處開始回想，是從什麼時候開始的？從現在開始順序的回溯你過去的經驗。現在的放棄狀態，是不是由許多類似的否定經驗集結而成的？還是家庭環境？或是天生如此？

回想到最終最古老的那個經驗，專注地將焦點集中在那個上面。閉上眼睛，回想當時的狀況、情景、登場人物、你當時的感受和想法，身體的姿勢或是痛苦的感覺……。從各個角度到各個細微的地方，真實的去回想，好好的感受看看。

從這個過去的痛苦經驗中學到的課題，對你來説代表了什麼？如果你覺得有需要，可以在觀想中，讓現在的自己安慰過去的自己。給過去的你一個擁抱，或是出聲給他一個鼓勵……。好好的，花一些時間給自己。

結束以後，接下來是觀想自己的未來。未來的你，已經解決了過去的課題，有著你所期望的理想姿態。一邊觀想著這個畫面，一邊只接受你所希望有的正面能量。然後，從理想的未來自己那邊，接收幫助現在的你變得更好的禮物或訊息。最後，把焦點放在現在的自己身上，給自己一個溫柔的擁抱。

★這個技巧，如果感到一個人執行很困難的話，可以參加專業的花精課程，學習更複雜的專業技巧。

石楠
Heather

將個性融入無條件的愛

學　名　*Erica／Calluna vulgaris*

製作方法　1933 年・日曬法

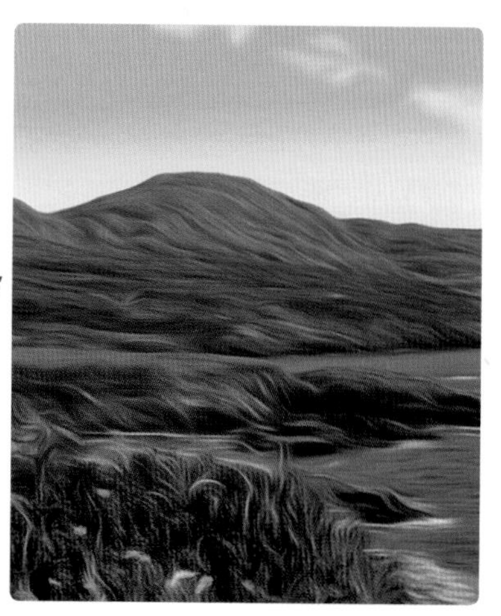

石楠常生長在乾燥的荒地或是砂質的土壤，品種很多。此花精使用的是蘇格蘭石楠，而不是吊鐘型紅色花朵的澳石楠（Heath）。

在這個孤獨的分類中，表面上受到孤獨所苦的只有石楠。他們像是討愛與需要關心的小孩。

感到寂寞的石楠類型，很容易被捲入不是很重要的問題當中。然後又對自己被捲入的事件投入過多注意力。當你在他們的身邊，他們會單方面的一直訴說著跟自己有關的問題，他們喜歡靠近人們，密切緊貼，說話焦點總是集中在自己身上。因為孤單，所以尋求他人的注目與共鳴，想要有親密的交流與交談。只要抓到有誰願意聽他說話，就會不斷延續各式各樣的話題。即使小小的事情也說得像天大一樣，導致其他人不是很能理解他們說的話，而且他們也不聽別人說的話。甚至回到了家，還要再講好幾小時的電話。

像是那些在醫院候診區，喋喋不休的說著自己一歲開始的病歷，或是抓住在走廊經過的友人不停地說著自己的事情，這些人可能就是石楠。

他們總是以自我為中心，不斷吸取他人的能量，所以在他們身邊的人並不會開心。這類型的人需要有聽他們說話的犧牲者，像矢車菊、溝酸漿這類不擅長拒絕別人的人，就常成為他們的犧牲者。

這類型的人，內在孤獨而空虛，需要被填滿。渴望愛，無法忍受一個人。他們需要意識到最重要的是要「愛自己」。透過愛自己，才能消除那份空虛感。另外，這類型的人，學習把焦點放在自己的直覺上也是很重要的。

有時本來完全不是這類型的人，在遇到重要事件時，可能會出現一時性的石楠狀態。花好幾小時說他們最討厭的上司壞話，和很多人講電話，不斷述說被情人背叛的故事。我們的人生當中，總會經歷各式各樣的事情。當不小心成為了石楠狀態時，重要的是不要太過自責。

這個花精能幫助我們了解每個人的重要性。促進感情的深度交流，讓情感交流更圓滿。能夠去傾聽、理解他人，並且能夠互相分享愛。

對石楠有幫助的練習

- 請留意談話間的沉默。將對方的話語，有意識地聽進去。記得在對方講完話後，停留一到兩個呼吸後再開始講話。

就像是聽到小鳥的歌聲，每個人都會覺得心情是愉悅的。養成像在聆聽小鳥歌聲，單純用耳朵去聆聽的習慣。然後，當與別人在交談的時候，除了記得當時的感覺，也請有意識的帶著接受性的耳朵去傾聽。只要你自身開始做出轉變，就能和對方有更深入的交談。

- 這種類型的小孩，有可能並不是在一個充滿愛的家庭長大，即使長大了在成年人的心中，依然住著一個小孩。石楠的狀態，可以說是內在的小孩想要愛與關心。試著在心中觀想一個受傷的內在小孩。這個小孩是幾歲？穿著什麼衣服？在什麼場景？在做什麼？有什麼樣的感受？

試著與這個小孩在你的觀想中會面。和他說說話，和他一起玩，好好的抱抱他。若是你還有其他想做的，就在觀想中進行。這樣進行幾次後，內在小孩的狀態或許就會開始產生變化。

20 對應孤獨的花精

鳳仙花

Impatiens

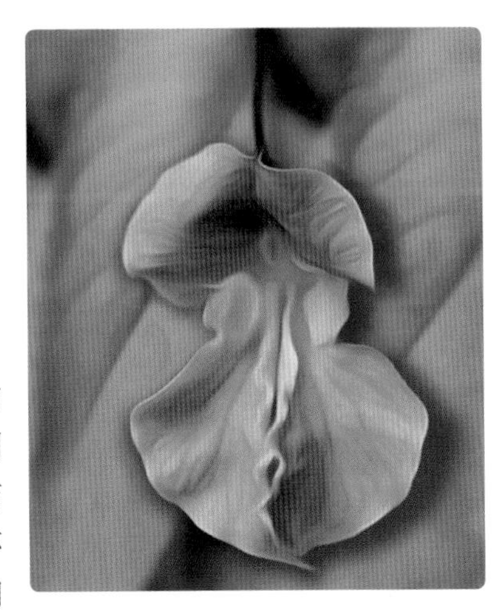

忍耐

學　名　*Impatiens glandulifera*

製作方法　1930 年・日曬法★

鳳仙花生長在水道或是河川的斜面等潮濕的地方。從粉紅到紫色，各種顏色都有。與花店常見人工栽培的鳳仙花完全不同，這個鳳仙花花精只有使用淡粉紫色的花種。

這類型的人，思考與行動都很快，想到未來的事情，就想要把所有的事情現在都解決，也很快就知道問題的解決方法。較急性子無法等待。他們的內在總是很緊繃，無法忍耐。很衝動的個性，熱得快冷得也快。前一秒還生氣大發脾氣，後一秒心情又好了。

鳳仙花的人講話速度很快。常有人講事情才講到一半，他們就會突然說「啊，這些我都知道」。如果有人用普通的速度在講話，他們就會覺得太慢感到不耐煩，手指不耐煩啪嗒啪嗒地敲打著，還

★ 最初是 1928 年巴哈醫生用同類療法（從疾病中取得治療物質）的方法，發現這支花精。是最早發現的三朵花精之一。其餘兩支是溝酸漿和鐵線蓮。

有的人會抖腳。

他們是自動自發而積極、充滿才華並且獨立的人。因此，當鳳仙花處於負面能量狀態時，他們與別人一同工作時會覺得「這傢伙也太慢了，一直做錯，如果我來做早就做完了」，而遇到做事慢吞吞的人則會說「好了，全部讓我來吧」，如果硬要他配合大家的速度，就會感到緊張和受挫。因此，雖然很有能力，卻不是一個當老闆的類型。與其站在人前當領頭，他們傾向自己一個人工作，而他們也比較喜歡這樣的工作方式。

他們的腦筋轉得快，心智總是處於緊張的狀態。總是不在當下，一直在追趕下一件事情像是「接下來是什麼？接下來是什麼？」的樣子。因為相當的緊張，總是在事情結束後會陷入無力的狀態。

當桌上的水杯快翻倒的時候，可以漂亮的迅速接住扶起來的人，就是屬於這類型的人。總是身體前傾，頭部朝前的快速行走，沒有辦法慢慢地走。總是很快就肚子餓了。「我已經沒有能量了，不快點塞點什麼進來不行」總是有點急迫感的吃東西。脖子、背部、肩膀、下巴緊繃，消化系統不太好。或是常會有疼痛、麻痺或發燒、溼疹等的皮膚問題。

他們活得很用力，相對的也充滿緊繃，需要學習放輕鬆生活。每個人對事情的領會與下決定都有不同的速度。每個人都擁有自己的速度。必須認同每個人有每個人的方法，需要多一點耐性。無須催促別人或自己。感到急躁的時候，做一個深呼吸是很重要的。讓步調緩慢下來，可以有更深的體會與覺知。

鳳仙花花精，能在我們沒耐性又忙碌的頭腦中運作，可以給予我們多點耐心與包容。讓我們將頭腦轉得快的能力用來幫助他人。將我們與生俱來的決斷力與直覺力充分運用在正面的地方。

有時原本不是鳳仙花類型的人，突然出現鳳仙花的負面狀態時也可以使用這支花精。對慢吞吞的人或狀況感到不耐煩想催促時，或等待進入下個步驟而感到坐立難安的時候都可以使用。

鳳仙花花精能讓人冷靜下來，幫助鎮靜，因此也是急救花精所使用的五花之一。對於突發的痙攣或疼痛有效。

對鳳仙花有幫助的練習

- 人心的狀態，可以從呼吸或姿勢一覽無遺。如果說特定的心理狀態與特定的呼吸和姿勢相關的話，只要我們採用特定的呼吸或姿勢，就可以改變我們特定的心理狀態。運用呼吸或動作的療法，可以說就是充分運用到這種心理機制。

當我們興奮的時候，呼吸會變得較粗。這時有意識的讓呼吸慢下來，就可以讓精神恢復穩定的狀態。當我們因某些原因心急趕路的時候，頭或上半身會前傾行走。當你意識到你的這個姿勢是在急的時候，請想想你從容的時候是如何行走的。

- 躺下來，閉上眼睛。依序從腳開始到頭頂，感覺看看哪個部位是緊繃的。在感覺到緊繃的部位，停止呼吸，盡可能的強化那個緊繃感。例如，如果肩膀是緊繃的，就將意念用力集中於肩膀。

當緊繃到達極限，從嘴巴「哈～」的一口氣吐氣把力氣放掉。身體感到放鬆的同時，可以注意到自己到底有多緊張，這是一個可以消除多餘力氣的小技巧。

水堇

Water Violet

與他人交流，分享

學　　名　*Hottonia palustris*

製作方法　1931 年・日曬法

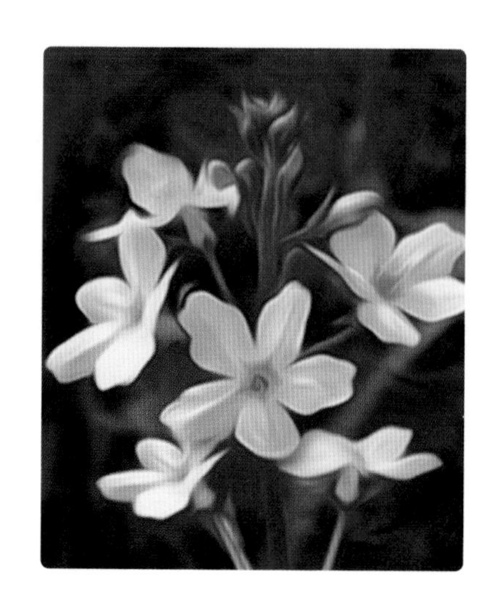

水堇不是東北堇菜，而是報春花（櫻草）的近親。生長於水中，葉子也在水中。細長的莖直立於水上，是有著黃色花芯的淡紫紅色花朵。

這朵花精類型所展現出來的調和與失調狀態，或許不是那麼容易區分。

感覺沒有和全體連結，只有自己一個人被隔離於眾人之外。這類型的人常處於絕對優勢的位置，充滿個人主義的尊嚴感，受到眾人羨慕。他們有許多可以與他人分享的，但卻無法融入與大家一同交流，像把自己關在一座孤島一樣。他們和自我連結的很好，但卻不知道如何將此與他人分享。孤芳自賞「大概是別人無法理解我吧」覺得自己與他人之間有著極大的距離。

像對待遠方的人一般，他們與周圍的人都維持著一個距離。覺得別人都無法與他們溝通而感到寂寞。對他人來說，他們則是難以靠近的存在，只可遠觀。雖然如此耀眼又如此美麗，一人在家時卻又會感到寂寞。

可以說是暹羅貓、僧者或隱士類型。看起來美麗而獨立，總是喜歡一個人。不喜歡麻煩別人，也不喜歡被麻煩。不讓他人看到弱點，也不為事物感情所動的他們是無法被操控的。這類型的人很纖細，身體常呈現緊張感。

真正的孤獨是與喜樂共存的。沒有與人交流，就無法得到成長。生活在玻璃的另一側，雖然所有事物可以透過玻璃看得一清二楚，卻碰觸不到。互相分享對於這類型的人來說至為重要，而真正的分享是從我們個人的空間開始分享出去的。

水菫花精可以呈現我們渾然天成的自尊與威嚴，同時培養容易令人親近的氣質。享受和朋友們親近的氛圍。可以幫助打開你的心，分享你的內心深處。不會捲入他人的情境，並能給對方各樣的建議。他們客氣而優雅，不會干涉或麻煩別人。覺得有需要改變的時候態度也不會很強硬，他們是讓人感到舒服而有安全感的一群人。

對水菫有幫助的練習

小朋友們即使彼此不同國家言語不通，也能迅速打成一片。盡量多接觸小朋友，學習小朋友的純粹，童心、無憂無慮、天真無邪。

龍芽草
Agrimony

接受並認同自我的價值，喜悅

學　名 *Agrimonia eupatoria*

製作方法 1930 年・日曬法

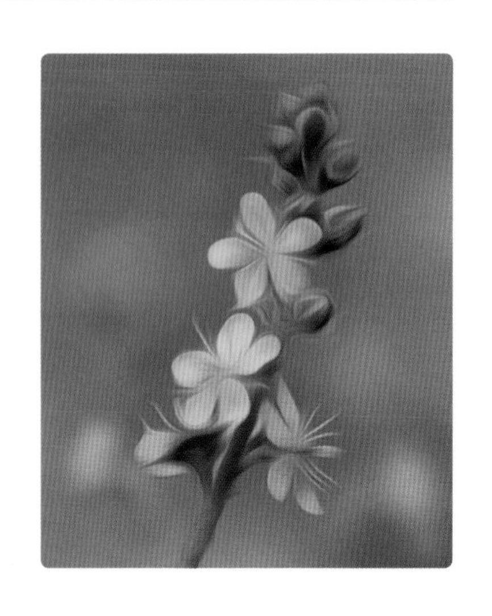

龍芽草是多年生，植株很高的植物，開著小小的黃色花朵。廣泛分布於路旁、草原、潮濕的土壤中。

這個花精適合雖然外表看起來很快樂沒什麼問題，但其實沒有辦法讓自己快樂起來的人。他們總是看起來忙碌而樂觀，一臉幸福的樣子，親切而開朗是大家的人氣王，朋友的中心。但是這類型的人和水堇不同，有著更複雜想遠離人群的心態。

這類型的人即使內在有不安或恐懼，也希望大家以為一切都沒有問題、一切都很好。追求和平與和諧，不管你怎麼問，他都會說「一切都很好喔，謝謝你的關心」。把自己的擔心或恐懼隱藏在陽光的社交面具之下，演繹一個理想的人。他們覺得比起真實的自己，讓人們看到幸福快樂的樣子才會受人喜愛，於是壓抑了自己的感受與纖細的一面。甚至生病的時候可能還會隱藏痛苦，逗周圍的人開心。

因為外在表現與內在的自我感受差異太大，導致能量分離而感到很痛苦。他們內心深處對自己不信任，覺得沒有自我價值之處。

龍芽草類型的人很在意自己在他人眼裡的形象，總是給人看到他的標準笑容，臉部肌肉總是呈現緊張狀態。坐不住，一刻不停歇、不斷的外出尋求令他感興趣的下一個目標。聚會或是玩笑，都是他逃離問題的一個手段。討厭一個人獨處，總是要找友人陪伴。這是為什麼？因為他在一個人的時候，就不得不面對自己的陰影面。他們不想面對自己的問題或是自己負面的一面。

他們想靠喝酒忘掉擔心和煩悶的事，但這當中也有人因此陷入酗酒或濫用毒品的問題。這個花精對於酒精中毒也有效果。

這類型的人在進行療程的時候，如果直接對他們說「試著做真實的自己看看吧」，大概沒有什麼效果，要循序漸進地打開他們心胸才是最重要的。

他們通常是在上流階層或是在嚴格的家庭教育下長大的。在「要當個好小孩，媽媽才會愛你喔」的家庭環境下，導致小孩不管發生什麼事都很少哭泣，吞飲悲傷，裝著一副一切都沒問題的笑臉。

龍芽草花精可以減輕我們內在的苦惱，帶進真正的喜悅與幸福。培養正視自己問題的能力。認同生命的兩面，接受並愛原本的自己。

這個花精可以連結內在與外在的能量，幫助將內在的自己表現出來。即使是負面的一面，藉由表現出真正的自己，可以與他人建立更深的連結。

對龍芽草有幫助的練習

- 一個人在房間裡，面對鏡中的自己。試著對鏡中的自己清楚的説出你的真實感受。面對自己的感情，並允許自己真實的表現出來。這麼一來，你的問題都可以變得明確。
- 戴著厚重假面具類型的人，臉部總是呈現緊張狀態。試著擠眉弄眼、做鬼臉、或是鼓著臉做個像河豚一般的表情，眼睛瞪得大大的，或是嘟著嘴巴等等……，試著做各種表情看看。隨著臉部肌肉運動，囤積在臉上的緊繃也就跟著釋放了。

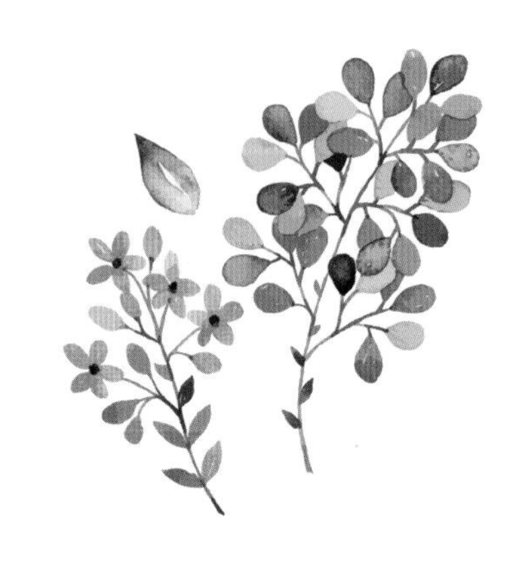

23 對周遭意見及環境過度敏感的花精

矢車菊
Centaury

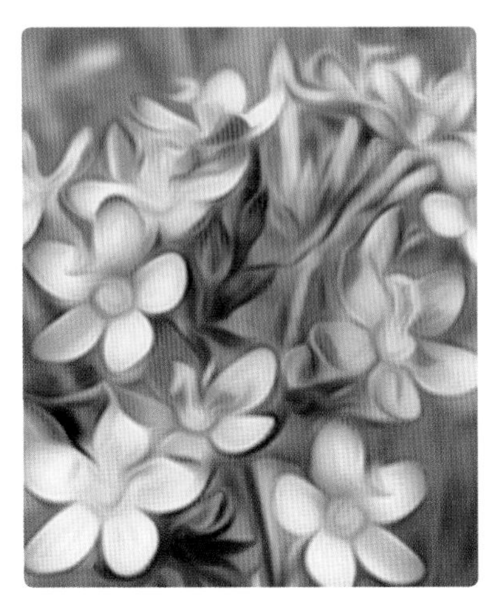

奉獻

學　名 *Centaurium umbellatum*

製作方法 1930年・日曬法

矢車菊是一年生植物，開著小小的纖細的粉紅玫瑰色花朵。生長在砂質乾燥的荒地或路邊。

這類型是無法明確向外表達自我意志的軟弱的人。他們有著害羞而溫和的個性，也可以說是親切的好人、乖小孩。對於自我意志的主張很模糊，不喜歡與人爭論，容易受他人影響而行動。熱衷於滿足他人的需求，不會說「不」。因為這樣的特質，常會做得太多而勞累。常給自己超出能力範圍外的工作。所以這類人常因過度工作的疲累而呈現臉色青白的狀態。

例如，遵從家人或老師的期望而放棄了自己喜歡的道路，選擇了升學一途，在兄弟們的要求下，辭掉自己喜歡的工作，回家鄉照顧父母，這樣的人可能就是矢車菊類型的人。

他們的內心深處期待得到他人的認同，傾向待在比自己強的人身旁。讓自己陷入被這種強大能量所支配的狀況，讓自己受苦，成為被使喚者或犧牲者。他們容易被比自己強的人欺負、利用，而身旁的人看他們甚至會覺得他們也太卑躬屈膝了吧。

矢車菊的人無法堅持他們想做的事情，甚至忘了怎麼做自己。即使問他們想做什麼，他們也不能積極明確地主張自己的意圖與願望。因此無法讓自己的個性自由發展，導致無法完成自己的人生目標。矢車菊傾向的人，跟年幼時的影響有關。可能與父母有條件地給予愛有關。

矢車菊花精可以幫助覺察自己真正想要的是什麼。帶給內在堅強的意志與安定，幫助他們「做自己」。可以用更平衡的方式付出與分享。不需要失去自己，也能夠與他人產生連結。應了解，人有時也是需要說出 NO 的。

這個花精也可以用在人的意志變弱的時候。

對矢車菊有幫助的練習

- 太陽神經叢的脈輪是我們的力量中心，是個體的確立，集團中個人所在的位置。受到不合理的壓力或是被欺負的時候、該明確的說不時或需要加強保護自身的時候，可以平衡太陽神經叢的脈輪，使用金黃色光來給予力量。

以太陽神經叢為中心，想像有一個閃耀著金黃色光芒的巨大寶石。慢慢的隨著呼吸，漸漸的寶石的金黃色光芒，在全身擴展開來。金黃色的光芒擴展全身後，那個光仍繼續的擴展，擴展到身體的外側去。感覺一下，你就在這個由金黃色光芒組成的巨大的蛋之中。這個蛋殼很強壯。在這個蛋之中，只有對你有幫助的言語或是想法會進來，除此之外的東西，一概都會被反彈回去，回到他們原來的地方。

- 在必要的時候說出「NO」，和發自內心說出「YES」，對我們來說都是同等重要的事。

找一個可以獨處的時間，讓我們一同進入「NO」的空間。把房間燈光調暗，回想過去無法說出「NO」的各種場景。感覺那時的苦、無力感、憤怒與不滿。不要分散你的意識，將全部的能量集中在此。然後，將你原本想說的「NO」或是其他話語，彷彿對方就在你眼前一樣，對著對方完全的表達出來。當你可以完全的表達出「NO」後，把房間燈光調亮，打開窗戶，現在，對著那時的自己以及現在的自己，無條件的說出「YES」。

- 和 P.84 溝酸漿的練習一樣，想像有一個比實際自己還巨大的一個存在。

冬青

Holly

透過情緒體驗無條件的愛

學　名　*llex aquifolium*

製作方法　1935 年・煮沸法

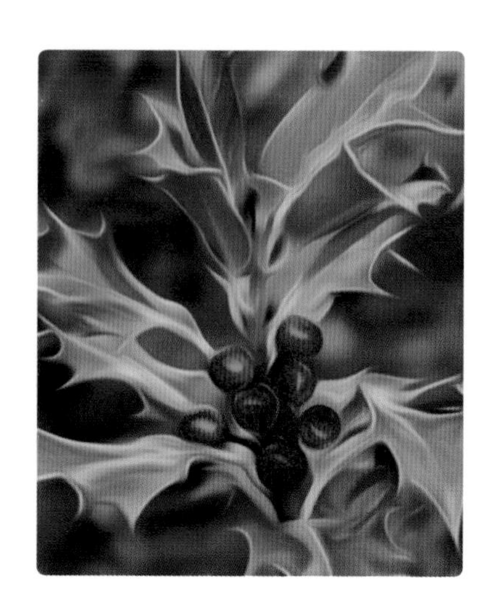

冬青的樹有分雄株和雌株。兩種都會開小小白色的花，但雄花是單一個別開花，而雌花是成團狀開花。花精兩種花都會使用。冬青的紅色果實，因為常用在聖誕節裝飾而廣為人知。

與愛相反的強烈情緒，諸如憤怒、敵意、厭惡、嫉妒、羨慕、猜疑、憎惡、報復心、恨等強烈的負面情感，陷入痛苦或欲求不滿的時候。冬青花精適合需要純淨的愛的人。害怕被背叛的恐懼，無法進入更深的愛情之中時，連和自己都不能好好相處。

他們的內在變得非常熱切，不知道該如何是好的狀態。例如，自己和對方孰優孰劣等，當處於評判、比較和競爭的情況時就是這樣。

這類型的人太陽神經叢常有阻塞的情形。當他們將自己的感情完全投入時，需要有宣洩的管道。憤怒與恐懼，是當心沒有打開時呈現出來的。更重要的是我們要知道在負面的情緒背後隱藏著愛。

冬青花精可以讓我們打開心房，給予愛與寬恕。加深對自我、對他人的理解。培養不嫉妒他人的成功而能給予祝福，並為他人感到喜悅的特質。當外界有人在對我下評斷時，也能夠寬容地看待它了。

根據外在來下評斷，無非是對自我內在的投射罷了。

當無法明確知道要選哪個花精的時候，可以給外向類型的人試看看這個花精。

對冬青有幫助的練習

- 負面的情緒，擊中對方造成對方傷害的同時，也會存留在自己的內心，成為對自己的毒瘤。在某種層面來説，愛與恨都是相同能量，只是不同能量的振動。

曲起膝蓋，對著你面前的靠墊盡情想怎麼敲打就怎麼敲打，像對待布或抹布一般扭或擰，讓你的情緒自然流露釋放出來。或許連你自己都會訝異，原來你擁有這麼多的能量，接著把肩膀或下顎等累積在身體上的情緒也都釋放掉，你是否也發現這個部分變鬆了呢？

- 深深的吐一口氣，想像負面的情緒也跟著吐出去。把氣吐乾淨，吐到身體變空，稍微在這裡停留一會兒。

然後，現在深深的吸一口氣，想像把愛吸進你的身體之中。讓空氣把你的身體填滿，在這裡稍微停留一會兒。如此反覆的進行，就可以除去負面情緒，不同的心境會在你的內在產生。

胡桃
Walnut

自由，保護

學　名 *Juglans regia*

製作方法 1935 年・煮沸法

胡桃樹，雌雄花同株，花朵是綠色。雄花呈大串柔荑花序下垂，雌花小，數個成簇狀開花。

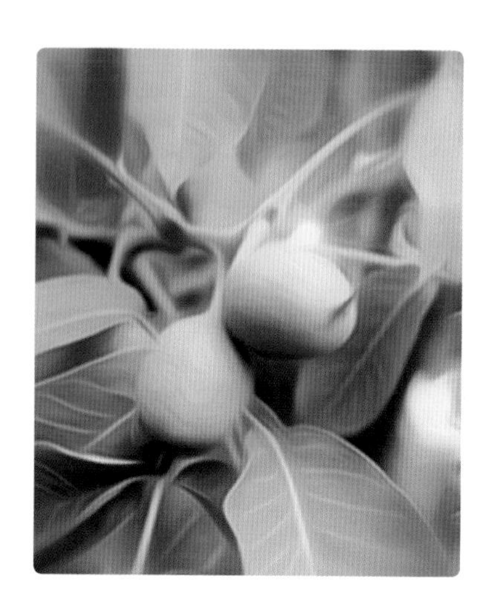

處於變化的時期，卻對朝新方向前進感到困難；朝向自己所選路途前進時需要一些自信的人，都可以使用胡桃花精。

例如，自立、轉職、退休、離別、搬家、懷孕、生產、小孩長牙換牙時、更年期、青春期、臨終時，在環境或身體、心理產生變化的時候，在面臨人生重大轉變的時候，我們需要保護自己。這個時期是成長的契機，同時也是承受壓力，身體狀況容易崩壞的時候。

對於走在自己的道路上，感到敏感不安定的狀態時；邁入新階段感到困難時；快要迷失自己的方向時；想保護免於外在或過去的影響；保護自己的空間時，胡桃花精可以帶來人生的視野，幫助適應身心變化，給予勇氣進入下個階段。

這個花精雖然不是個性類別的花精，而是在人生特別時期會用到的花精，但對於那些對人或環境特別敏感的人，也很有效。

處於轉換時期的時候，雖然心胸打開了，但也要面臨周圍隨之而來的強大壓力。此時也是負面能量活躍的時候。受到其他人們各種想法的投射，而難以逃脫他人的影響時，這個花精可以有很大的幫助。

在關係就要切斷的狀態時、離不開各種影響時、一點小事情緒就會被牽動時，這個花精也會有效。對於明明已經離家自立，卻老想回老家的人也有幫助。可以在療癒及治療過程中，提供保護和安定，在震盪的過程中給予保護。

對胡桃有幫助的練習

- 與宇宙連結的冥想。

想像從頭頂開始伸出一條管道，連結宇宙的中心。透過這個管道，接收來自宇宙的白光能量，直到感覺全身充滿白色光芒。這個白色光芒可以守護著你。

- 想像從你頭頂的噴泉，噴出金黃光的泉水，流淌覆蓋你的全身。當你被這光之泉源包裹著的時候，從外界而來對你沒有益處的能量，不管是言語或是任何想法，都無法進入你的中心。只會從你的外圍流過。只有對你有用的能量，才會穿過這個光之泉源，抵達你的中心。
- 與 P.135 矢車菊的練習相同，觀想金黃色的蛋也很有幫助，但這裡可以試試看同時喝著胡桃花精，來觀想金黃色的胡桃殼。就像是堅固的胡桃殼在守護著內在柔軟的你一樣，搭配著胡桃花精來一同做冥想的話，會更有感覺。

野生酸蘋果
Crab Apple

淨化

學　名 *Malus pumila*

製作方法 1935 年・煮沸法

野生酸蘋果常見於森林或籬笆。粉紅色花苞，開花時會轉為白色略帶淡粉紅的心形花瓣。

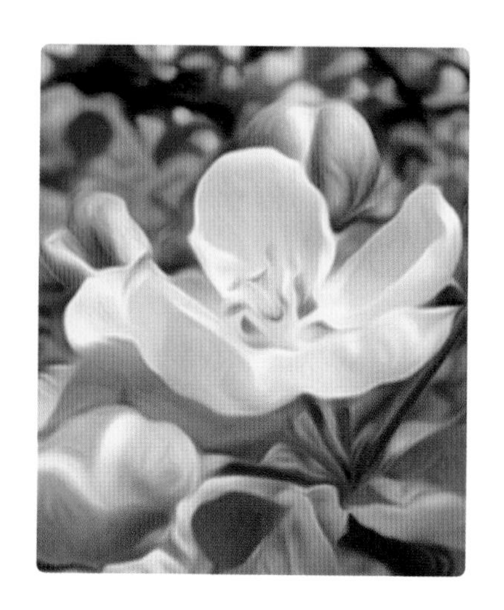

野生酸蘋果是與淨化有關的花精。感覺被汙染，或覺得自己在肉體、心理、靈魂等各層面不潔淨的人。他們是非常在意清潔的人。對自己、周圍的人或環境，不管內在外在都要求要十分潔淨。當他們沒辦法做到的時候，就會產生罪惡或厭惡感，感到有壓力。更甚有不願與人有肢體接觸，與人群隔絕的傾向。

不想親餵小孩的媽媽、對家中一層不染感到自豪的主婦、不停洗手或洗澡、頻繁使用口氣清香劑的人，都是野生酸蘋果類型。

更神經質的這類人會對像是臉上出現一個小暗瘡，或是窗簾上一個超小的斑點都十分在意。花過多時間執著於小事上面，而無法著眼於大事。

野生酸蘋果花精可以終止對於細微事物的病態執著，將焦點放在更大的事物上面，幫助你接納、了解自己。

這個花精也可以用在當你感覺到有什麼需要淨化的時候。像是從疾病中復原時、感到被什麼外來物所汙染，需要淨化的時候。

想戒菸時、斷食的時候、用到過強的藥物、飲酒過量、感冒初期時都適用這支花精。去到空氣不好或不乾淨的地方時，也可以用來保護自己的能量場。

這類型的人皮膚容易出問題，這個花精與淨化有關，對於治療皮膚問題的效果也很好，因此急救花精乳霜裡除了五種急救花精外也加入了野生酸蘋果。

過敏或皮膚有狀況時，可以滴五滴花精濕敷在患部上，也可以滴在浴缸裡泡澡。植物有蟲害的時候，可以在噴瓶裡滴 10 滴來噴灑。用來幫助動物也很有效果。

對野生酸蘋果有幫助的練習

- 水有淨化的能力。感覺自己不乾淨，需要被淨化的時候，做一個淋浴的冥想就很有效果。淋浴的時候，想像身體和氣場中不需要的東西隨著水流一同沖刷乾淨。如果環境不允許立刻淋浴的時候，就在想像中進行。
- 天然海鹽對淨化也很有效。當能量層需要淨化的時候，可以在浴缸裡加入天然海鹽來好好的泡個澡。或是將海鹽加入毛巾來輕輕擦拭背部。（如果皮膚有發炎症狀時，請斟酌情況使用海鹽。）
- 如果要把氣場多餘的能量去除時，用像在拍灰塵的方式就有效。用拍灰塵來把氣場的灰塵除去。除了自己做，也可以將身體前傾，讓別人幫你輕輕拍拂你的背及頭部。

也可以用兩手將頭部、雙臂、身體、兩腳，由上到下輕撫各三次，以兩手撫過一遍也有效。結束後再用流水清洗雙手、漱口。

榆樹

Elm

理想主義

學　名 *Ulmus procera*

製作方法 1935年・煮沸法

榆樹生長在森林或籬笆，很多紫褐色小花成串開放。英格蘭榆現在在英國已越來越少見。

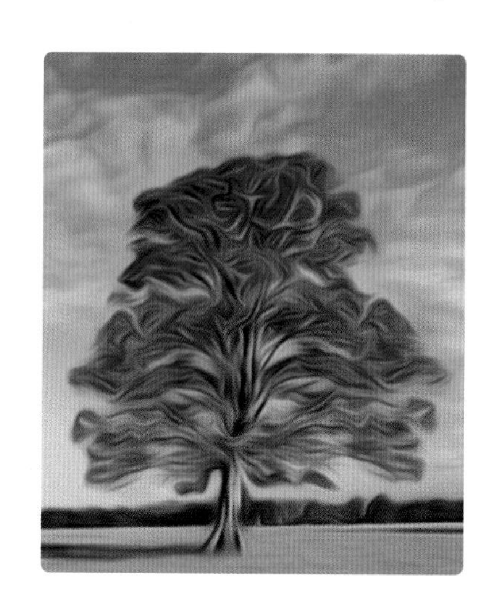

這個花精與理想主義有關。榆樹類型的人是什麼都要求最好的理想主義者。自我要求非常嚴格，總是希望把工作做到最好的工作狂。他們常有把自我與所做的事劃上等號的傾向。

當明顯看出有能力的他們突然失衡，對他們所投入的工作感覺到負擔，或因為壓力而自信喪失時，就需要這支花精。也就是被大量工作追著跑，雖然覺得不完成不行，卻因為疲勞和喪失自信陷入不知該如何是好的狀態。

他們有把自己壓迫到極限，把所有責任全部攬在自己身上的傾向。和如此緊張的他們一同工作，這份緊張感甚至會傳達到周圍人身上，讓周圍人也感到不舒服。

在大自然中，所謂的完美並不存在。要求完美，是極其不自然的。如果這世界上有所謂「完美」，那就是自然原本存在的真實姿態。然而，榆樹類型的人卻想實現不可能的「完美」。最後甚至會忘了自己只是一個人類，而變成像機器人一樣工作。

榆樹花精可以給予自信和對自我的信任。幫助清晰的對應事情，了解自己的界限，不會陷入過度工作造成的壓力。對於事情可以從更高的視角來觀看。幫助取得平衡，成為理想的領導者，周遭的人也可以信賴他們。

請捨棄以目標為導向，培養享受過程的特質。事實上，過程才是終點。當人被工作或是任何事情給壓垮而不知該如何對應時，榆樹花精能夠有所幫助。

對榆樹有幫助的練習

- 常選中榆樹花精的人，需要有意識的給自己多點寬裕時間。在工作與工作之間保持一點彈性。
- 要注意不要把自己的所作所為與自我畫上等號。寵物與花並不需要有特別功能，單單只是存在就受人喜愛。而你也是，請記得，你並不需要有什麼作為才能顯出你的價值，單單只是存在這裡，就是你的價值。

因此，請和你正在做的事情之間保持一點距離。例如，在脱掉工作服的同時，也請想像你已脱掉了工作時的能量，回到家時沒有必要把穿著工作服時的能量也帶回去。

落葉松
Larch

自信

學名 *Larix decidua*

製作方法 1935年・煮沸法

落葉松是會落葉的針葉樹種，雌雄同株。生長在丘陵或森林的邊緣。

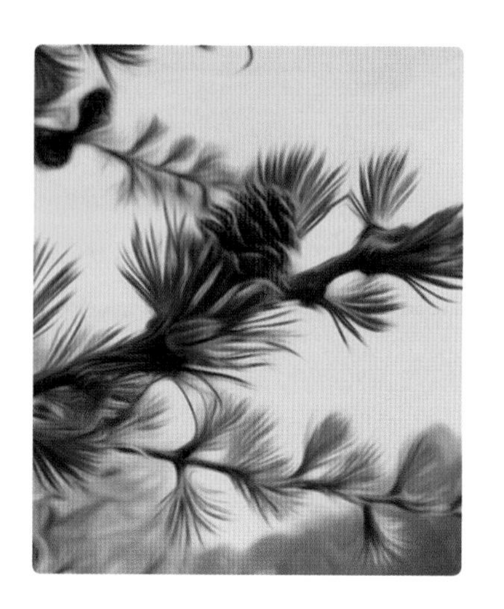

沒自信的人。這類型的人，在事情還沒開始之前就認定自己會失敗，深信自己不會成功。有自卑感，覺得自己沒有價值，不希望引人注目，所以貶低自我的存在感。對他們來說，與其到頭來失敗，不如站在旁邊看著就好。

落葉松類型的人，當要付諸行動時會感到恐懼，因此常逃避人生當中的挑戰。然而不去嘗試新的經驗，就無法開啟自己的潛能，導致他們變得越來越沒有自信。

他們無法從失敗經驗中學習來獲得成功。只是執著於過去的失敗，不期待自己能夠成功，對於他人的成功也默不關心。這樣沒有自信的他們，實際上常是很有能力的人。

他們總有千百萬種的理由，像是「我不敢奢望」，或是一與人相比，他們就覺得「我完全沒有機會」「那個人太強了」等等這種自我設限的模式，有很多是受到父母想法的影響所致。

像是「因為我是女的，即使想做也沒有辦法」，這句女生常說的話，就是很典型的落葉松類型。不想與人競爭，也容易就放棄。

當缺乏自信的人過度在意他人看法，或是懷疑自己是否會成功時，落葉松花精可以提供協助。落葉松花精可以給予肯定與自信。消除自己辦不到的想法，協助發掘潛能，加深對自我的信任感，帶來更多可能性，不管遭遇多少挑戰，都把它視為邁向成功的礎石。

這個花精對於有陽痿、抑鬱傾向的人，或與伴侶相處不順遂的時候也可以使用，對於因自卑或絕望感造成的酒精依賴也有效。在考試或是公開表演缺乏自信時可以使用。

對落葉松有幫助的練習

- 找出你是在怎樣的情況下說出「我不行」的話語。意識到了才有勇氣面對各種挑戰。

例如，每天早晨對著鏡中的自己說正向語「我要積極的面對工作挑戰。」當有具體的議題出現時，要試著把正向語說得更具體一點。與其說著遙不可及的目標，不如從身邊的小事情開始說起。不要使用過長或過於嚴謹追求完美的語句，建議使用平易近人簡短的語句。用說出正向語，來連結你內在的積極與決心。

- 對你來說，可以讓你聯想到成功的是什麼？是自然界的東西嗎？還是特定的人物，或是顏色和特定圖形？把你聯想到代表成功的象徵物，用圖畫或照片，貼在房間視線看得到的地方。尤其是睡前和一起床，潛意識容易接收資訊的時候，將落葉松花精含在口中，凝視你的象徵物 1 分鐘左右。

橡樹

Oak

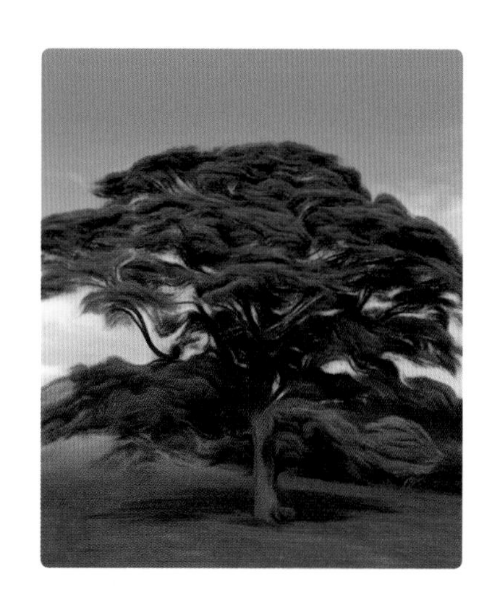

屈服，接納

學　名 *Quercus robur*

製作方法 1933 年 ・ 日曬法

橡樹是生長在森林、樹籬、草原等非常健壯的樹木。雌雄花同株開放。花精選用的是雌花。

橡樹的人就像橡樹一樣非常的強韌，即使處於逆境當中也永不放棄，持續奮戰如同戰士一般。碰到問題的時候，即使不斷碰壁撞牆，仍相信只要奮力拚搏就一定能夠逃出生天的類型。他們的信念是如果不戰鬥、不抗爭、不活動就無法生存下去，讓他們被「不…就不行」的想法給限制住了，覺得必須持續運轉，即使已經絕望了也不能停止。這類型的人，即使生病了也不間斷持續地在工作。對他們來說勝利、完成目標、成功都是至為重要的事，要直到有一天，他的精神耗盡了才會倒下。

橡樹類型的人不喜歡休息，總是很親切地對待周遭的人。容易因外在事物而動搖，喜歡幫助他人。大部分的人都會覺得橡樹型是值得信賴的人，因為他們總是很強壯，且絕不會抱怨。讓人們失望或看到他們脆弱的一面，對他們來說是痛苦的事。因此他們不會拜託別人，即使再辛苦也是一個人全部擔下來，努力迎合他人的期待。但是，只知道一味埋頭苦幹的他們，其實並不了解自己不斷努力的真正意義何在。

他們的內在狀況也反映在他們的外在肉體上面，是屬於身體很僵硬，沒有柔軟度的人。他們的母親也很有可能是這種強壯的類型。

一直奮鬥不懈的橡樹類型，需要學會投降。其實並沒有真正的勝利，更重要的是要用玩樂的方式與自己的心連結。當這種類型的人因為過度工作造成健康損害、氣力衰弱、因沮喪而氣餒時，橡樹花精可以給予幫助。其實，我們許多人的內在也都擁有橡樹的一面。當我們不原諒自己的內在時，就是橡樹型的負面狀態展現。

橡樹類型的人，需要注意精神和肉體是需要休養的。需要鬆開緊繃的能量，讓新的能量可以流進來。回到心的空間，用遊玩的心情填滿生命的每個瞬間，學會如何享受、單純的喜悅與自然的存在當下。如此一來，我們也能夠信賴他人。

對橡樹有幫助的練習

- 對這類型的人來說，休息是很重要的。在一天之中花 3 分鐘或是 5 分鐘，什麼都不做，給自己一段沒有任何目的的時間。當然，也絕對不能想著「這是為了脫離橡樹狀態而什麼都不做的一段時間」。不是「為了…而做…」，只有這個時候請你忘掉努力，享受沒有任何理由只是單單存在當下的樂趣，宛如曬著太陽的貓兒一般。
- 放自己一個假，或做一些無關緊要的小事，無憂無慮的單純地享受著當下。

松樹 / 歐洲赤松

Pine

責任

學　名 *Pinus sylvestris*

製作方法 1935年・煮沸法

松樹生長於森林或荒地，開著雌雄花。雄花是小小的黃色花朵，覆蓋著黃色花粉。雌花為紅色的蛋形。

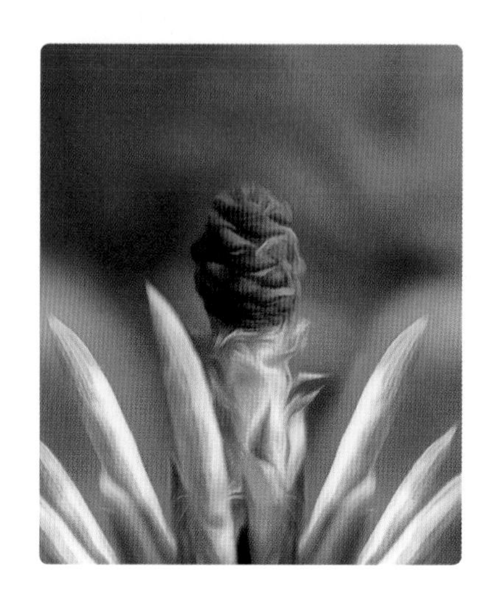

這個花精對於覺得自己有罪的人有效。這類型的人，總是把「對不起」掛在嘴邊。他們對於犯錯的意識過強，從微不足道的小事到別人犯的錯誤，通通攬為自己的責任來道歉。沒有能量，彷彿把全世界的重擔都背在身上一般。實際上肩膀僵硬的人也不在少數。

這類型的人自我標準很高，對自己不滿意，無法寬恕自己。雖然為了逃離罪惡感奮力的工作，即使沒有什麼特別的問題，也會為沒有達到自我的高標準而自責「我當時應該…做」「我當時不應該…做」。把所有事情都當作義務一般，總是覺得「我有義務要做…」的他們，對於性愛相關議題，在內心深處常懷有很深的罪惡感。無法享受人生。

松樹型的人，無法愛自己，常無意識的自我處罰。覺得自己沒有可取的價值，所以也無法接受他人的愛。當蛋糕少一塊時，他們會說「沒關係，我不用吃」，即使覺得不舒服也說不出「我不喜歡請不要這樣做」，無法對他人言明，也不表現出自己的慾望，是那種總是留下盤中最後一個不好意思吃的人。這當中也有人無意識的懲罰自己，而總是吸引來一些在一起並不會幸福的對象。

松樹花精能教導我們，即使犯錯也可以用合適的方式來負起責任。關於責任，可以用較輕鬆的態度來看待。誰都可能犯錯，讓我們了解因為犯錯而產生罪惡感是沒有必要的。幫助我們學會一笑置之，原諒自己，從錯誤之中學習的態度。或許松樹本來的特質就是讓我們發揮力量去拯救他人。這個花精可以在人感到有罪惡感的時候使用。

對松樹有幫助的練習

- 只有人類會懊悔過去又憧憬未來，而不活在當下。試著和動物相處看看，看看這些花兒，或是在大自然中行走。他們總是慶祝這瞬間，接受著這如是的美好。
- 有一些對自我標準很高，喜歡反省的人，沒有注意到自己是屬於松樹類型，而選了完全不同的花精。他們常不自覺地隨口說出「我當時應該這麼做…」「我當時不應該這樣做…」「對不起」「很抱歉」像這樣自責的言語，下意識地不斷向他人道歉，甚至已經成為他們的口頭禪了。請讓自己有意識的，在真的有必要的時候才使用這些話語。

聖星百合

Star of Bethlehem

和平

學　名 *Ornithogalum umbellatum*

製作方法 1935年・煮沸法★

聖星百合是生長在草原或是小規模森林的球根類植物。純白的花瓣，只有在陽光照射之時綻放。

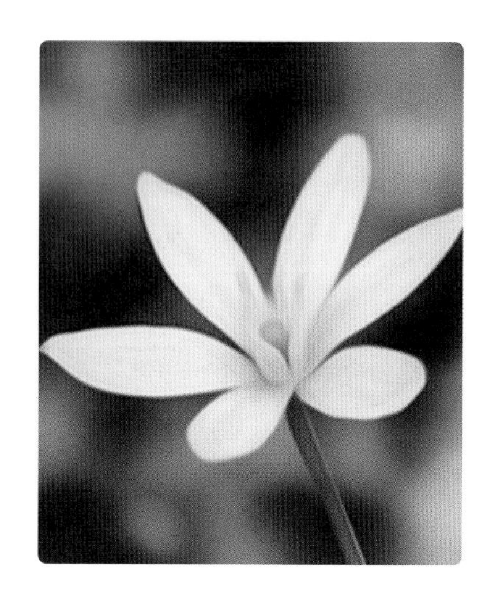

選到這支花精的人，不是現在受到驚嚇，就是過去曾有受到驚嚇的體驗。因為經歷了災害、事故、恐懼、失敗或分離而造成強烈的沮喪或苦惱。聖星百合花精可以處理在情緒、精神、肉體、靈魂等所有層面遭受到的驚嚇，因為驚嚇過於強烈，好像喪失了感覺時就可以使用聖星百合花精。這種狀態就像是明明應該看的到卻看不到一樣。

★ 聖星百合是最早發現可以用來取代同類療法的植物之一。

事故或驚嚇事件後，有時是在幾年後才會出現當時因為驚嚇產生的症狀，這個花精對處理在事故或驚嚇事件幾年後才出現的驚嚇後遺症，也很有效果。例如，出生時臍帶繞頸，這是瀕臨死亡的驚嚇經驗，這個驚嚇經驗可能埋藏在本人的內心深處而生活著，因此，這種人會產生一種認知，只要放鬆就會死。即使不是這樣強烈的出生創傷(出生時的心理傷害)，大多數的人在出生時或多或少都帶著創傷出生。跟吞嚥有關的問題，或是感冒時總是喉嚨出現症狀，大多與出生時的所受的驚嚇有所連結。可以藉由全息呼吸、重生療法、原始療法來療癒這類的出生創傷。

受到驚嚇時影響到的能量，即使在意識層面感覺不到，卻仍然會一直殘留在身體裡，常會卡在身體某個層面。受到驚嚇時，最容易顯現在身體脆弱的部份。

因為驚嚇的影響，感受也可能變得較駑鈍，講話方式也變得虛弱，變得安靜，動作也變得緩慢等，處於半夢半醒的麻痺狀態，像是靈魂出竅一般。能量無法順暢運轉，有的人會有聽力變弱或有偏頭痛的問題。或是為了逃避現實，轉而研究神祕學，或是被藥物控制的情況。

這個花精在生產時和新生兒第一次沐浴時，母子均可使用。也可以處理因療程過於強烈而受到驚嚇時使用，幫助回復正常狀態。

殘留過大的驚嚇，會導致精神或靈魂難以成長。當你回想起當時受驚嚇的狀況時，仔細地觀察它是很重要的。聖星百合花精可以在這個過程當中提供協助，幫助消除、淨化混亂的能量，從昏睡狀態中覺醒，回到和平及光明的世界。

當試過各種花精都沒有什麼成效時，試試看聖星百合花精也是一種方法，因為現在出現的症狀有可能是過去驚嚇經驗所殘存下來的反應。

這個花精同時也是急救花精所使用的五花之一，能用來緩和緊急狀態時受到的驚嚇與創傷。

對聖星百合有幫助的練習

- 與野玫瑰相同，可以接受療癒過去的相關療程或是接受幫助釋放情緒壓抑及創傷的身體療法。藝術治療（繪畫治療），或用遊戲的方式來表達情緒的治療方法，對於因受驚而慌亂失措的小孩很有效，可以向擁有這些技能的花精諮詢師或身體工作者尋求協助。
- 和岩玫瑰相同，請有意識的呼吸，把殘留在能量體的驚嚇排除出去。
- 如果是與家族或祖先有關的集體意識的驚嚇，或是與前世事件有關時，可以將對應此事件的花精與聖星百合一起喝一段時間。

32 對應沮喪與絕望的花精

甜栗花 / 歐洲栗

Sweet Chestnut

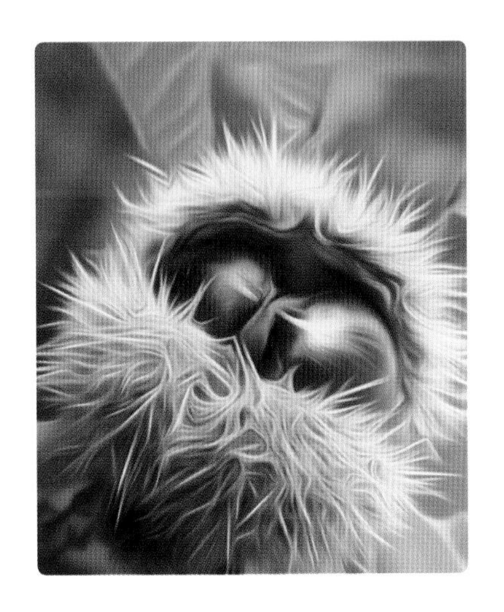

轉化

學　名 *Castanea sativa*

製作方法 1935 年・煮沸法

甜栗是巴哈花精中最後一個發現的樹木。雌雄花同株開放。

這個花精是與轉化、解放有關。

適合完全絕望的人。這類型的人感到苦惱、受限、孤立無援。放棄希望，覺得忍耐已經到達極限。覺得「已經沒有什麼是我能做的」，這種絕望，比荊豆狀態更嚴重。

他們身處於黑暗之中。覺得自己內在彷若靈魂處於暗夜一般。但即使現在感受不到，他們在內心深處仍然深知有光明的存在。他們不是會自殺的類型。

這類型的人隱藏著自己內在深層的絕望。但是，即使不用多言語，透過簡短的交談，大概就能知道他們的狀態了。例如，他們會說「我真的不知道該怎麼辦是好」「我完全看不到人生的未來在哪裡」。

甜栗花的狀態，可能在面臨重大轉變前發生。這是黎明將至前的黑暗時刻。

甜栗花精可以緩解心痛的感覺。幫助我們即使發生了負面的事情，依然不抗拒、不停歇的帶著信任前進。連結幽黑隧道盡頭的那一抹光亮，帶給我們支持的力量。那道光芒，彷彿在說著「沒問題，這些都是成長必經的過程」，給予我們信心與安全感。這個花精可以幫助我們與信心連結。

對甜栗花有幫助的練習

- 在這個時期需要的是光芒。請觀想由宇宙而來的光芒，充滿你的身體與氣場。可以參考 P.139 胡桃花精中所介紹的方法。
- 與 P.96 荊豆花精練習相同。現在的狀況有一天都會過去的，轉換你的焦點來重新看待事情也會很有幫助。
- 觀想將紅橙黃綠藍紫白，七色光順序填滿全身。在一色一色填滿的過程中，如果有遇到混濁無法均勻填滿的顏色，要等到充分淨化並均勻的填滿後再繼續觀想下一個顏色。

這當中不是很均勻澄澈的顏色，可能就是現在的你所需要的療癒力。可以將這個顏色用在身上，或放置在身邊也不錯。在巨大變革之前，情緒容易變得不安。運用這個練習可以調整脈輪，與新的階段更容易調整同頻，幫助能量重整。並且，每個顏色所代表的頻率，都對應著脈輪。紅色對應第一脈輪，橘色對應第二脈輪，黃色對應第三脈輪，綠色對應第四脈輪，藍色對應第五脈輪，紫羅蘭色對應第六脈輪，白色則可活化第七脈輪。

33 對應沮喪與絕望的花精

柳樹
Willow

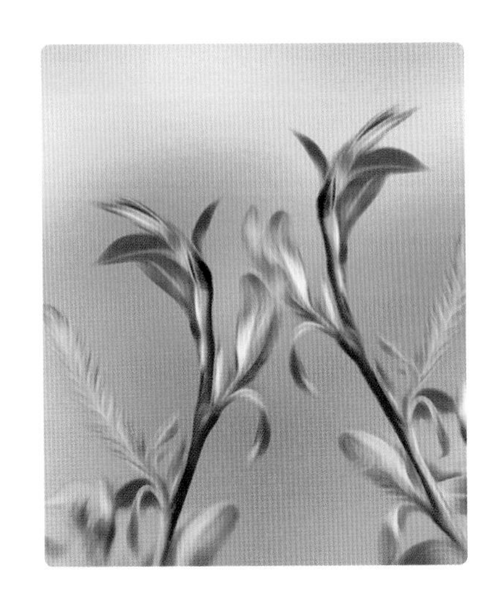

創造性思維的力量

學　名　*Salix vitellina*

製作方法　1935年·煮沸法

柳樹冬天枝幹會變成鮮黃色。雌雄異株，喜生長於潮濕的土地。

這類型的人喜歡抱怨、指責周圍的環境及他人。他們總是埋怨自己是不幸的被害者，是可憐的犧牲者。為了證明自己很可憐，而怨恨他人的幸福。總覺得「人生是不公平的。為什麼總是只有我發生這些悲慘的事」，因自己的逆境及不順而更加怨恨。事實上，他們將內在所創造出的負面情境都怪罪於外在，還覺得自己理直氣壯。沒有幽默感，任由負面情緒蔓延，任怒火悶燒，最後成為內心一顆憤怒的毒瘤。

若是在他們身上發生了值得肯定的事情，他們也只會看到其中負面的一部分。絕對不會從正面的角度，或是從中可以學到多少的這種觀點來看。沒有可以容納光線進來的空間，也找不到創造性的方法。

他們常碎嘴說著一些負面的言語。這種類型常見於中年，較多是進入更年期的女性。年紀大了有的人就會變成這類型的人。本來看來溫順的人，一出門就變得很負面，說出很多難聽的話語。

他們這種狀態，倘若誰要想幫助他們，也會被他們那股酸氣嚇到遠離了。因此，他們漸漸變成孤單一個人。和柳樹型的人一扯到關係就很麻煩，當你問他「你還好嗎？」他們大概會說「還好…不是很好，應該是沒問題啦，只是…」讓人想避開與他們積極的對談。當一群這種慢性柳樹症狀的人聚集在一起，就會被捲入一種負面的能量中，只要一些八卦等就可以讓全員的負面情緒被撩動起來。

柳樹及松樹的狀態，有時是來自父母或社會的集體效應。這種內在痛苦的感受，柳樹及松樹類型都有。這個花精針對慢性的柳樹狀態，或一時產生這種黑暗感受時都可以使用。

柳樹花精可以幫助我們向內觀察。把我們對外的攻擊能量轉為向內在觀察。幫助我們理解到，是我們的思考模式造就了我們的外在環境。藉由意識到負面的現狀是自己造就出來的責任，幫助我們停止負面的想法，讓我們變得積極樂觀。

對柳樹有幫助的練習

- 請與你內在的肯定作連結，花一些時間，發自內心對所有發生的事說「YES」。對腰痛說 YES，對施工噪音說 YES，對討厭的鄰居說 YES，對生氣的自己說 YES…。你會發現同一件事情當你用 YES 的角度看待和用 NO 的角度看待，竟是如此不同的世界啊。一開始一天花 3 分鐘或 5 分鐘也好，從少少的時間開始做嘗試。

要選擇痛苦的人生還是積極向前的人生，一切都取決於你自身的決定。你所想要的世界只是一種你的現狀反射，當你改變了，這個世界或許也就跟著改變了。

- 看一些喜劇片或是相聲，請花一些時間來看一些好笑的事情。有人說笑可以治療疑難雜症。藉由大笑，讓容易積存情緒的太陽神經叢和腹部都鬆動了。哈哈一笑，把腹中正在發酵的憤怒之毒都一併消除掉吧。

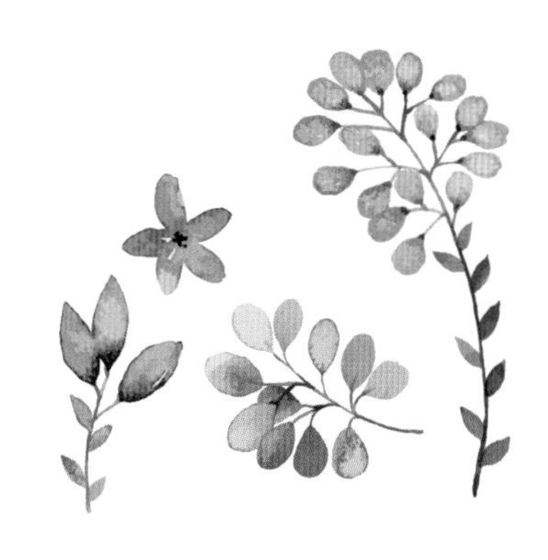

34 對應過度關心在意他人的花精

山毛櫸 / 歐洲山毛櫸

Beech

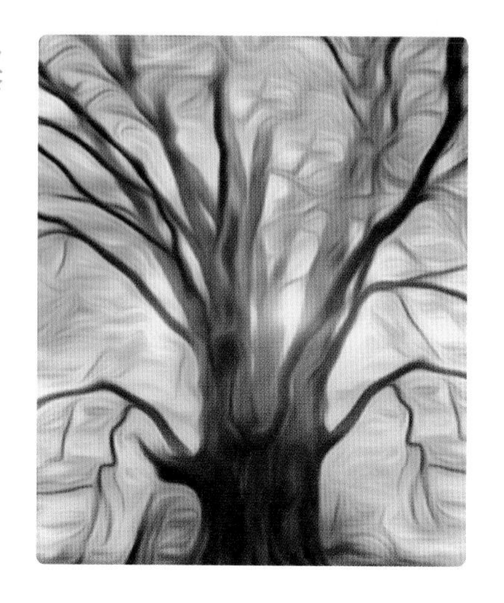

寬容性

學　名　*Fagus sylvatica*

製作方法　1935 年・煮沸法

山毛櫸木生長於森林，雌雄花同株開放。高度約 60 ～ 100 英尺。

山毛櫸花精對於待自己寬容卻對他人言行舉止嚴厲的人有效。這類型的人視野狹隘，總在評斷別人、批判他人。無法看到事物美好的一面，只看到負面的一面。「那人搞什麼嘛，怎麼會有那樣的舉動啊」等，對他人諸多抱怨。他們的內在充滿不滿，缺乏對他人寬容與理解。無法凝視自我，只好被自己投射出來的影子捕捉。

每個人都是我們的鏡子。正因為他們內在有這樣的面向，所以會在外境看到這樣的姿態。藉由批評別人而讓自己感覺比較好的他們，事實上，正為自己複雜的自卑心態而苦惱著，因此想藉由比較，讓自己感覺比較好。

我們在批評他人的時候，自己內在也會產生不舒服的感覺。批評是我們沒有和自己內在的痛處連結而產生的。沒有消化完自己痛苦的這類型的人，可能常常會有消化系統的問題，或是下巴、胸部、手腕會呈現緊繃感。

山毛櫸花精能帶來寬廣的視野，培育慈悲的特質。釋放嚴肅的一面，給內在帶來光明，成為一個溫柔不帶給人壓力的人，讓我們用感性的一面去與人交往。不需要改變他人，只要接受別人如是的樣貌。這個花精也可以讓我們尊重自己。當我們開始接受原本的自己，也就能接納他人。而我們原本擁有的分析能力則轉變為正面的形式來支持我們。

當我們一時之間對他人的惡習感到焦躁不耐時，也可以使用此花精。

對山毛櫸有幫助的練習

- 當我們在譴責評斷他人時，事實上可能是自己受傷了。與柳樹練習相同，請與內在的 YES 做連結。
- 當批判與評斷的想法紛至之時，可採用與 P.118 白栗相同的練習，唱著不具任何意義的旋律來釋放出去。

菊苣
Chicory

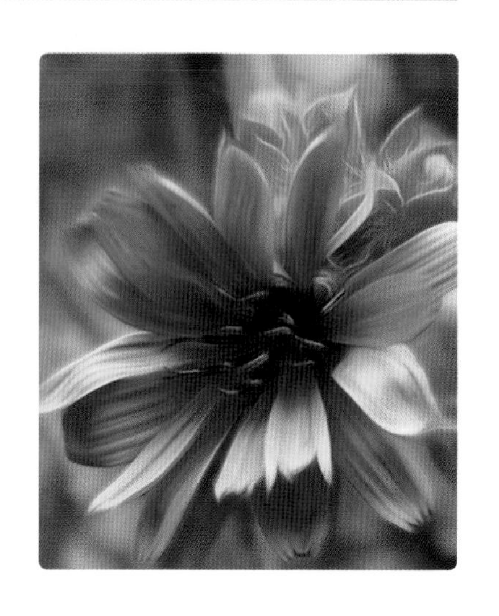

人與人之間的愛

學　名　*Cichorium intybus*

製作方法　1930年・日曬法

菊苣是植株很高的多年生植物，常見於路旁或田野郊外，開著明亮藍色的花朵。生長於貧瘠的白堊質土壤。

此花精對於想操控對方、有條件的愛、自私利己假愛類型的人有效。他們像是想控制、獨佔小孩的媽媽一樣，不想要自己一個人。無法取得自己內在愛的平衡點，像在交易一般，為了得到愛而付出。用像是「你如果這樣做，我就會給你愛」這種有附加條件的方式來操控對方，對方如果不照做，就不愛他。要是事情無法如他們的意，他們就會說「我為你付出了這麼多…你卻…」，宛如一個受害者的角色。很情緒化，容易哭泣。有一顆容易受傷的心，容易讓人想要遠離他們。他們為了得到愛可以不擇手段，甚至可以為此讓自己生病也在所不惜。

不管是誰，被人用這樣有附加條件的愛照顧，感覺就像欠了一分恩情，心裡感受不太好，反而會讓人想離他們而去。

菊苣型的人年少期可能沒有從家庭得到愛，因此對愛渴求，常想著要如何得到別人的愛與關注，內心深處一直感到不被任何人需要。

這個類型的人當媽媽的話，就會想要操縱家人。常常指揮大家來找東找西，希望讓家裡每個人都能夠依賴她。最好不管什麼事，大家都只會想找著「媽媽、媽媽」，若是當大家各忙各的，對她們不感興趣時，她們就會突然生起氣來。

菊苣花精，幫助我們了解什麼是無條件的愛，能培養纖細而體貼的心。能夠付出而不求回報，並且為我們帶來自信。

這類型的人需要學習把心胸打開，並對自己有信心。

對菊苣有幫助的練習

連結無條件愛的空間，請練習冥想送出愛。

閉上眼睛感覺你的心輪，首先，讓你的自身充滿愛。當你全身充滿愛了以後，從你的心開始，將愛一個一個送出去，送給你關心的每一個人。如果有你想送出愛的區域或是國家，也可以將愛送出去。甚至，將愛送給地球、宇宙，讓愛更擴散出去。

送出無條件的愛後你所得到的收穫，肯定連你自己都會驚訝不已。你的心，是一口絕不會乾枯的泉源，越是給予得到的供應就越多，因為愛會擴散出去。

36 對應過度關心在意他人的花精

岩清水
Rock Water

秩序

學　名　*Aqua petra*

製作方法　1933 年・日曬法★

岩清水花精並沒有用到花朵。是採用具有療癒效果的自然湧泉或井水來製作。此花精是在盛夏（英國的 6 月至 7 月）的晴天之日，將泉水裝入缽內曬約三小時的太陽光製造而成。

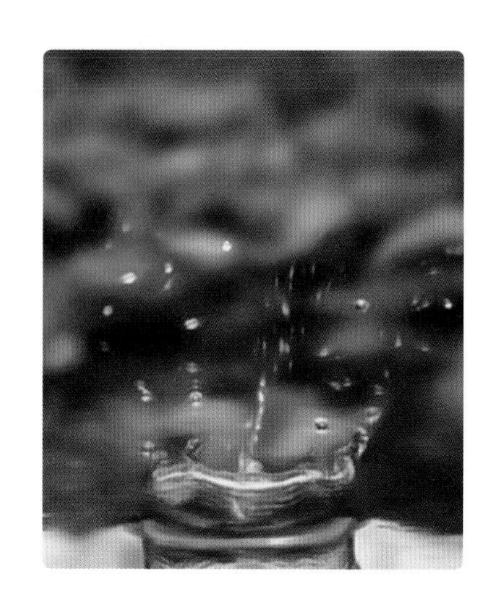

這類型的人是嚴格的理想主義者、完美主義者，對所有事都過分嚴肅看待。欠缺柔軟性，否定自我，將自己強壓在紀律的框框裡。希望成為他人的模範。當無法遵守紀律的時候，就會譴責自己。

他們把身為人類的慾望，甚至肉體的基本需求都壓抑下來。視自己的欲求於不顧，根據理論或書上說什麼好就怎麼做，「應該做…」「不應該做…」，即使覺得很勉強也依然照本宣科。不與自己的身體對話，只聽從別人的意見。這是因為沒有和自身內在連結

★ 雖然最初巴哈醫生是在威爾斯發現岩清水，但後來在自家附近製作此花精時，則是用村裡的湧泉水。

所造成的。

這類型的人，很崇尚減肥或飲食療法，喜歡乾淨清潔。「不能吃白米，一定要吃糙米」「書上說，要吃素比較好」，用類似這樣的方式來選擇食物。參加聚會時，大家都在喝紅酒吃起士，他也不吃，只要了一杯礦泉水來喝。

當中有一些是有信仰崇尚宗教的人。岩清水的狀態或許適合用來形容走在靈性道途上的人。他們遵守嚴格的紀律，捨棄世俗事務，極端的禁慾等，都是屬於岩清水類型。

他們忙於自身嚴格的紀律，無暇顧及他人。而他們之中，有頭痛問題的人很多，也容易患有心臟病及消化不良等問題。

或許沒有性格百分百是岩清水類型的人，但我們也可能在某部分，飲食或性、政治或宗教等，擁有岩清水的一面。岩清水花精可以解放我們無意義的堅持想法，帶來柔軟性。幫助與內在調頻。也可以成為同道前行的夥伴們支持的力量。此花精也適用於飲食療法和厭食症。

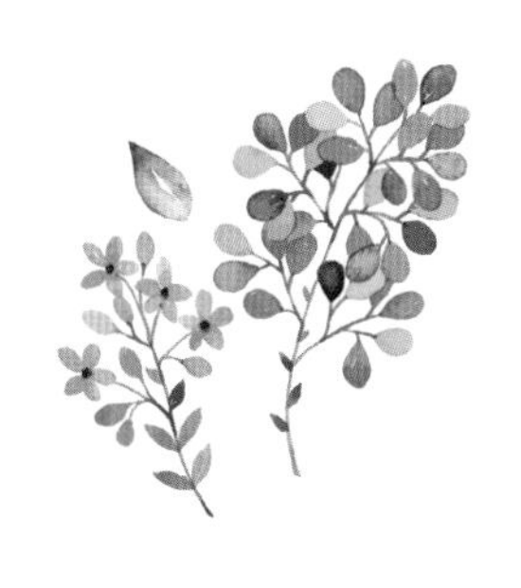

對岩清水有幫助的練習

- 你是否像苦行僧一般，壓抑自己遠離那些令人愉快的事物？你是擁有肉身的人類。只要你活著的一天，就不可能成為天上的聖人。像野燕麥一樣，請去追尋你的心、使你心歡樂之事，不要遵從你的頭腦或知識，而是要遵從你的心。
- 選到這支花精的人，需要擁有水的特質。水沒有固定的形狀，會跟隨它所注入的容器而改變。從極高處到低處，都有水的存在。雨水、湖面的漣漪、瀑布，玻璃杯上的水珠……。水，擁有無限的形態。學習水的柔軟和包容性。可以到河川或湖邊有水的地方生活，靠近水的能量來實際感受看看。

37 對應過度關心在意他人的花精

馬鞭草
Vervain

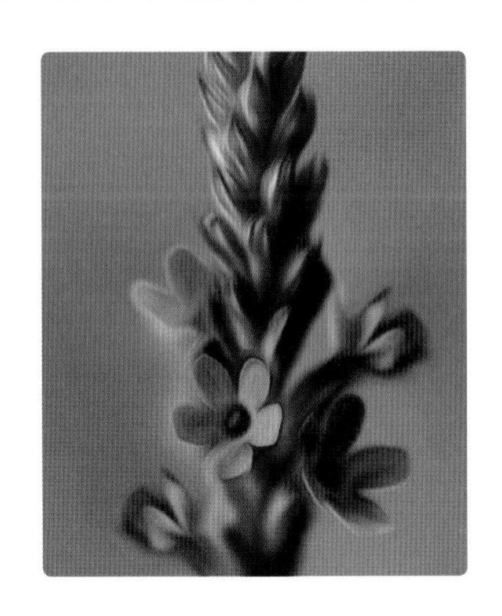

意志

學　名　*Verbena officinalis*

製作方法　1930 年・日曬法

馬鞭草是強韌的植物，生長在乾燥的路旁，陽光直射的牧草地上。小小的或深或淺的紫色小花，從細穗的底部開始開放。

他們是非常活躍，很會說話的狂熱之人。擁有很強的意志或信念，想要勸說他人改變心意，想要影響別人，將自己的信仰灌輸給別人。他們深信自己的信仰是正確的。擁有強烈的正義感，為了改變社會而做出極端行為的人，通常就是這類型的人。

馬鞭草類型的人當中，情緒化的很多。情緒一上揚起來就容易捲入事件當中，而當事情進行一不如意又會很生氣。

當白天工作已經很疲勞又不能休息，已經超過負荷還全力在工作，動作就會變得誇張很焦躁的樣子。他們是連寫字都很用力的人。給自己過多的刺激導致睡不太好，也常因腦部能量使用過度造成頭痛。身體肌肉往往都很僵硬緊繃。

他們信念絕不會改變，與好爭論的馬鞭草對話將會非常困難，因為你無法與他們有一場「真正的」交談。

每個人都有可能出現一時的馬鞭草狀況。當遇到有人的言語或行為錯誤或是不正當時，我們會站出來指責他們時就是這種情況。

馬鞭草花精可以幫助、允許他人表達自己的意願。沒有必要勉強他人。如此一來周圍的人就能夠與他們有對話的空間，而馬鞭草類型的視野也能因此變得更開闊。這個花精可以幫助他們把原本擁有的豐沛能量，更均衡的使用出來。

對馬鞭草有用的練習

- 這類型的人跟榆樹、橡樹類型一樣，要重視放鬆的時間。
- 馬鞭草型的人，興奮、緊張成了他們的習慣，平常也常是牙關緊咬，肩膀手腕使不上力。在一天之中要時常注意身體是不是出了多餘的力量，養成習慣，感覺到自己緊張的時候，就深呼吸放鬆。

38 對應過度關心在意他人的花精

葡萄樹／歐洲葡萄

Vine

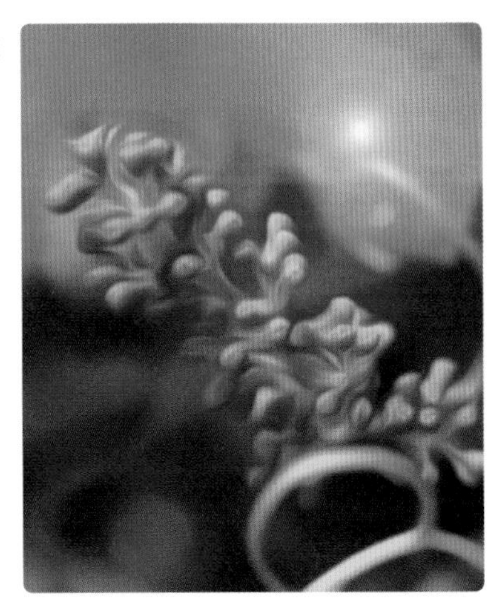

權威

學　名　*Vitis vinifera*

製作方法　1932年・日曬法★

葡萄樹是生長在溫暖國家的植物，紅酒和白蘭地都是使用其果實，小小綠色的花朵，成串密集的開放。

暴君可以說就是典型的葡萄樹類型。是喜歡支配他人、管理他人的獨裁者，自大、驕傲、野心勃勃的老闆類型。為了建構自己更高的權力地位而指使他人，欠缺對於他人的同情。這之中，甚至還有會對他人做出殘酷行為的人。如暴君般的他們，即使生病了還會對醫生頤指氣使的指揮東指揮西。

這類型的人，不尊重他人的個性，就想要改變他人，會產生問題是當然的。葡萄樹類型的人，無法理解所有人都有自己的步調。他們無法平衡的去行動，並且濫用權力。

某些狀況在他們握有主導權時，他們的四周，通常會有水蕨、

★透過巴哈醫師的友人在瑞士發現其效能。

矢車菊、溝酸漿、龍芽草等類型的人聚集。

他們是心不柔軟的人，也沒有通融性，身體呈現相當緊繃的狀態。容易有背部僵硬痠痛、高血壓、動脈硬化的問題。

他們的父母通常也是把小孩當作自己屬下管理的獨裁式性格。他們會把父母對他們所做的事也同樣複製在自己的小孩身上。

葡萄樹花精可以幫助他們覺察到自己的權力遊戲，而能夠真誠地去協助他人。成為一個能給予他人靈感與自信的理想領導者。將所賦予的巨大權力，以正面的方式運用、奉獻出來。與心的智慧連結，將自己的信念分享出去。在發生緊急事件時，成為大家真正可以依靠的對象。

心智的力量足以傷人。讓心的力量如花朵一般綻放，就不會傷害到任何人。

對葡萄樹有幫助的練習

- 葡萄樹的人需要學習愛與包容。請像菊苣一般，觀想送出無條件的愛。你的愛是擁有很大力量的。
- 追求更高權力與金錢的人當中，有的人在追求的其實是愛。因為缺乏愛，轉而追求愛的替代品，物質與金錢。「擁有了金錢，得到了更高地位，我就能夠得到○○○，過著永遠幸福的日子。」於是不斷的追逐著所謂的幸福，但是幸福卻永遠不會來。其實幸福是更簡單的東西，只與你的內在有關，有時甚至只是一個瞬間的小事。可能是偶然抬頭看到天空如此美麗、摸摸貓咪覺得如此可愛、被溫暖的話語觸動感到喜悅……，試著意識到生活中這些小小的幸福，在這個瞬間，你就已經是幸福的了。

39 對應緊急狀況的花精

急救花精

櫻桃李、鐵線蓮、鳳仙花、岩玫瑰、聖星百合的五種混合

混合五個種類的花精，提供緊急時刻使用。櫻桃李是針對面臨恐慌或歇斯底里等失控狀態的時候；鐵線蓮是幫助從暈厥或失神狀態回來；鳳仙花是幫助緩和興奮、不安、痛苦和緊張的情緒；岩玫瑰是消除恐懼和恐慌；聖星百合是幫助從麻木狀態中，釋放驚嚇與創傷。

生產的時候、看牙醫的時候、手術前、睡不著的時候、車子遇到塞車的時候、面試的時候……緊急的時候、混亂的時候、有壓力的時候，大大小小等有特別的狀況都可以使用。

當發生事故恐慌而失去意識的時候，可以在等待醫生前來時使用預作處置。不只本人使用，周圍的人也可以一同使用。

前來接受療程的個案，若有些神經緊張時可以先給予使用，可以提高後續其他花精的使用效果。

這個特製的複方花精，算是一個種類的花精。可以在衝擊事件發生時立刻使用，讓能量體接收花精的振動，使情緒緩和下來避免進一步影響到身體。此時的使用次數要比平常來的多，到整個狀態穩定下來之前，每隔 10 ～ 15 分鐘使用一次，然後每 20 分、30 分等，漸漸拉長間隔時間。除了滴在舌下，也可以直接滴在嘴唇、手腕、太陽穴、頸後、耳後。

使用在火傷、蟲咬、扭傷時，可以直接從花精瓶裡取出塗在傷

口上。

還有一種乳霜狀的急救花精。除了五種的急救花精外，另外加了中，一種淨化用的野生酸蘋果花精。除了提供緊急時外用，也可以當作一般乳霜使用。燙傷或曬傷、濕疹、刀傷或刮傷、蟲咬、發炎、扭傷、肩頸痠痛、頭痛等都有效。在使用急救乳霜期間，可以同時服用野生酸蘋果花精。

雖然急救花精是緊急時使用，一般不是長期使用，極少的例子中，當處於長期的強大壓力下時，可以把它調入處方瓶當中使用。與其他種類花精一同調和成 30ml 的處方瓶時，一般花精滴 2 滴，急救花精則請滴 4 滴。

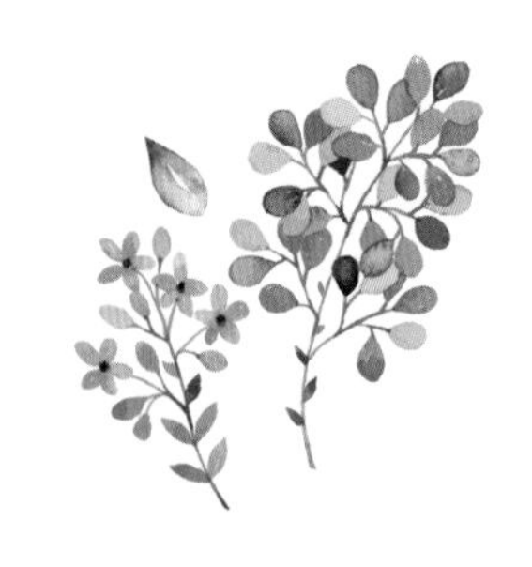

關於愛德華・巴哈醫生

開發出同類療法的口服疫苗－巴哈病理試劑 (Bach nosodes) 的巴哈醫生，捨棄了醫生的工作，在 1930 年 43 歲的時候離開了倫敦，流浪英國去追求更深入的自然療法。自此之後到 1936 年過世的6年間，雖然沒有留下豐厚的金錢，卻留給全人類無價的花精。

巴哈醫生是少數認為疾病是與靈魂和心理深切相關的醫生。是充滿靈性的人，同時也是一位偉大的療癒師。只要在他的身邊，很多人就不可思議的被療癒了。

為了讓所有人都能更容易地取得花精的療癒能力，他將製作方法公開，現在巴哈醫生所開發的花精製造方法，才能在世界流傳。

進入 1990 年代，隨著時代的需求，除了巴哈醫生的方法外，還有其他方法製造出來的花精和能量精素，都逐漸在世界擴展開來。

後記

當我最早開始在日本採用花精療法時，花精只有療癒界和一小眾的人在使用，如今日本短短數年間逐漸為一般大眾所知。很開心花精能夠在日常生活中協助人們，但另一方面卻很遺憾，很多人因為不知道正確使用方法，而無法得到應有的效果。

雖然花精沒有副作用，通常只會有一些輕微的變化。可以讓人們安心使用是花精很棒的優點，但是另一方面，有時會出現強烈的初期反應，此時因為沒有適當的後續支持系統，而束手無策前來求救的人們，這幾年來急速增加。就連很多療癒師或治療師也常常因為給個案開了處方後發生了強烈的初期反應，而來找我討論。

花精依據個人狀況選擇適當需要的種類很重要，而每個人的使用狀況也是因人而異。因此，如只是把花精單純當作商品來販售會有困難。為了讓使用者有最好的效果，傳遞正確的資訊，及後續相對應的服務，期待今後會有更多受過訓練的專業花精療癒師誕生。

本書 P.75~170 花精圖片由英國 Creature Comforters®Ltd 授權提供。
Creature Comforters® 意為「生靈之慰」。依照巴哈醫生的方法，歷經超過 35 年實驗不停的改良下，研究出最適當的振動方式以純化花精能量。所有過程在精密與嚴謹的狀態下以完成最佳比例，全程皆手工裝填。以能量上來說，具有密集、堅固、穩定的特質。在台灣中文譯名為「厚生花精」。

巴哈花精英文索引

國家圖書館出版品預行編目 (CIP) 資料

巴哈花精應用指南：獨創 38 種花精冥想練習，幫你釋放情緒壓力 / 中澤厚子著；王毓惠譯. -- 初版. -- 新北市：大樹林，2018.12
　面；　公分. -- (自然生活；28)
ISBN 978-986-6005-81-7(平裝)
1. 自然療法 2. 順勢療法
418.995　　107018906

Natural Life 自然生活 28

巴哈花精應用指南

獨創 3 8 種花精冥想練習，幫你釋放情緒壓力

作　者 / 中澤厚子
翻　譯 / 王毓惠
編　輯 / 王偉婷
美　編 / April
校　對 / 12 舟
出 版 者 / 大樹林出版社
營業地址 / 235 新北市中和區中山路二段 530 號 6 樓之 1
通訊地址 / 235 新北市中和區中正路 872 號 6 樓之 2
電　話 / (02) 2222-7270　傳　真 / (02) 2222-1270
網　站 / www.guidebook.com.tw
E – mail / notime.chung@msa.hinet.net
FB 粉絲團 / www.facebook.com/bigtreebook
總經銷 / 知遠文化事業有限公司
地　址 / 222 深坑區北深路三段 155 巷 23 號
電　話 / （02）2664-8800　傳　真 / (02) 26648801
初　版 / 2018 年 12 月

馬來西亞服務區

定價：350 元 / 港幣：117 元　ISBN / 978-986-6005-81-7　

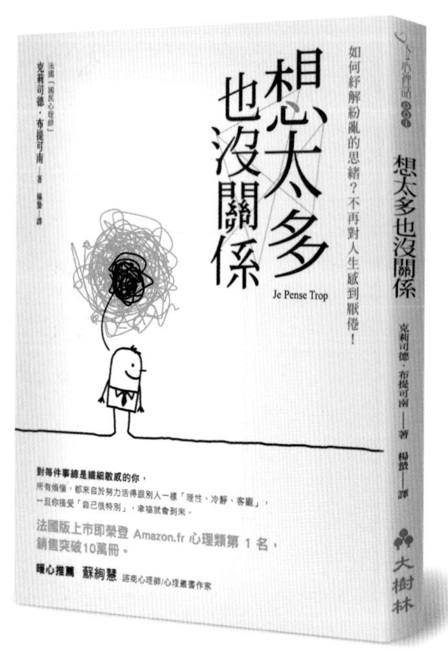

想太多也沒關係
如何紓解紛亂的思緒？不再對人生感到厭倦！
Je Pense Trop
法國「國民心理師」
克莉司德・布提可南—著 楊蟄—譯
對每件事總是纖細敏感的你，
所有煩惱，都來自於努力活得跟別人一樣「理性、冷靜、客觀」，
一旦你接受「自己很特別」，幸福就會到來。
法國版上市即榮登 Amazon.fr 心理類第 1 名，
銷售突破10萬冊。
暖心推薦 蘇絢慧 諮商心理師/心理叢書作家
大樹林

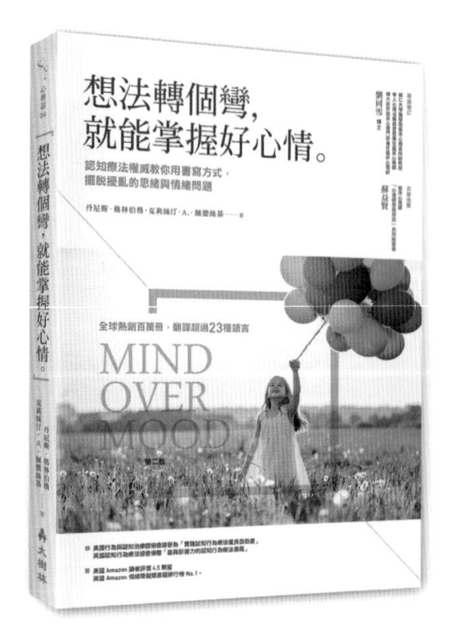

想法轉個彎，
就能掌握好心情。
認知療法權威教你用書寫方式，
擺脫擾亂的思緒與情緒問題
丹尼斯・格林伯格、克莉絲汀・A・佩德絲基——著
全球熱銷百萬冊，翻譯超過23種語言
MIND
OVER
MOOD
第二版
大樹林